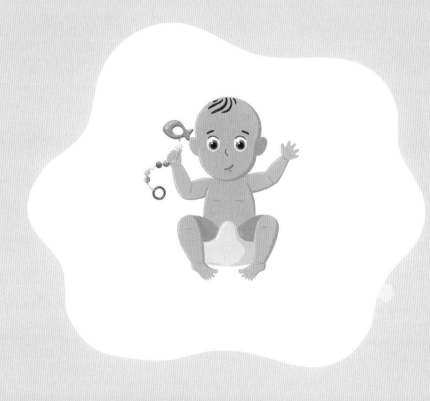

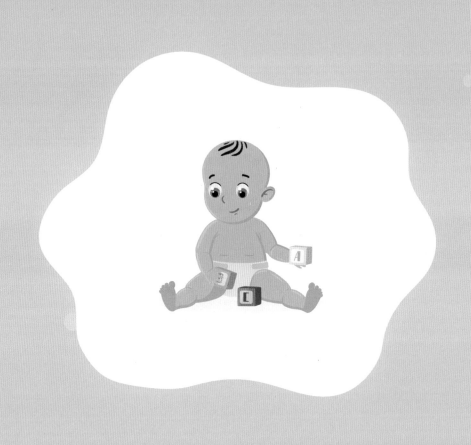

听医生说产后那些事

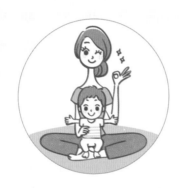

主　编　韩耀伟

副主编　李德胜　马一敏　李　永　马　群

编　者　（按姓氏笔画排序）

马　群　马一敏　朱　静　刘　昕

刘志宏　李　永　李德胜　余繁荣

陈　璇　殷观梅　韩耀伟　曾　健

人民卫生出版社

·北　京·

图书在版编目（CIP）数据

听医生说产后那些事 / 韩耀伟主编. — 北京：人
民卫生出版社，2024.4
ISBN 978-7-117-34914-7

Ⅰ.①听…　Ⅱ.①韩…　Ⅲ.①产褥期－妇幼保健
Ⅳ.①R714.6

中国国家版本馆 CIP 数据核字（2023）第 111142 号

| 人卫智网 | www.ipmph.com | 医学教育、学术、考试、健康，购书智慧智能综合服务平台 |
| 人卫官网 | www.pmph.com | 人卫官方资讯发布平台 |

听医生说产后那些事
Ting Yisheng Shuo Chanhou Naxie Shi

主　　编：韩耀伟
出版发行：人民卫生出版社（中继线 010-59780011）
地　　址：北京市朝阳区潘家园南里 19 号
邮　　编：100021
E - mail：pmph @ pmph.com
购书热线：010-59787592　010-59787584　010-65264830
印　　刷：北京顶佳世纪印刷有限公司
经　　销：新华书店
开　　本：710×1000　1/16　　印张：10
字　　数：137 千字
版　　次：2024 年 4 月第 1 版
印　　次：2024 年 6 月第 1 次印刷
标准书号：ISBN 978-7-117-34914-7
定　　价：59.00 元

打击盗版举报电话：010-59787491　E-mail：WQ @ pmph.com
质量问题联系电话：010-59787234　E-mail：zhiliang @ pmph.com
数字融合服务电话：4001118166　　E-mail：zengzhi @ pmph.com

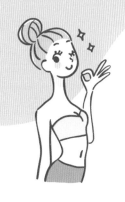

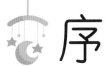 序

　　结识小韩大夫，是在几年前的一次孕妇学校师资大赛上，当时我是评委和组织者，她是参赛选手，记得那一年我们还特别邀请了几位孕妈做评委。当时我注意到小韩大夫早早来到会场，笑眯眯的，穿着淡绿色工作服，素面朝天，普通得像一名观众。比赛开始后，这个普通的小大夫，表现可不普通，嗓音洪亮、自信满满、讲解生动，特别接地气。把现场评委和观众，特别是孕妈，牢牢地吸引住了，孕妈们从她的讲解中学到了不少实用的知识，小韩大夫最后获得了比赛的第一名。

　　后来，我们成为同事，接触的机会慢慢多了起来。在她身上有许多闪光点，对妇女保健事业的热爱与执着，对孕妈、宝妈像知心姐姐一般的关爱，以及对工作的踏实、笃定与自信。

　　记得有一次，我们科参与一项科研项目，需要招募大批志愿者。由于我刚刚接手所在片区的工作，对于片区情况不是很了解，对志愿者参与人数的多少心里没底。我找到小韩大夫商量，她说："您放心吧，就先按照您的想法执行，最后差多少名志愿者，我保证给您补上，我有强大的'宝妈'团队。"在她的"保障"下，志愿者招募工作最终顺利完成，可见宝妈对她的信赖。

小韩大夫非常热衷健康教育工作，录制了很多科普视频在单位里、网络上播放，还参加了全国"健康中国行"视频大赛。

起初听说她要写一本书，想为广大的孕妈、宝妈讲解产前和产后的注意事项，解决她们的常见困惑，我心里多少有些疑虑，因为写书需要大量的专业知识，更需要一线的经验积累，如今她的书就要出版了，我的心里充满了欣喜，我为小韩大夫感到骄傲。在这本书中，她把自己一线工作中亲身经历的小故事讲给孕妈、宝妈听，帮助她们少走一些弯路，多收获一些健康和快乐。

没错，她就是这样是一位心中有爱、眼里有光、语言有温度的大夫。

韩延霞

天津市滨海新区妇幼保健计划生育服务中心副主任

2023 年 12 月

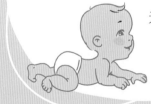

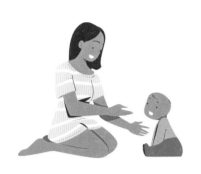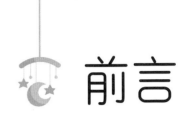

前言

　　目前市场上有关产后指导的科普书籍琳琅满目，我也曾仔细查看过一些。但我发现有的书是妇产科医生从专业角度进行的总结，偏重于理论知识的讲解；还有的书记载了五花八门的运动方法，可我很好奇，那些生硬的专业理论知识、五花八门的动作，有多少妈妈能看懂并做到呢？作为一位母亲，我深知每位新晋妈妈的不易！一会儿要给孩子喂奶了，一会儿要换尿布了，一会儿还要哄孩子睡觉……妈妈们真的是分秒必争，即使有三头六臂，也很难抽出时间来仔细读书，累得困得恨不得孩子睡了自己赶紧能躺下休息会儿。举个例子，在我们科产后康复的妈妈们都有一套阴道哑铃，虽然反复嘱咐妈妈们回家每天练习15分钟以巩固治疗效果，但大多数妈妈连这爱自己的15分钟都抽不出来，有的拿回家都没拆封直接变成摆设了，可想而知时间对于她们来说是多么宝贵。她们需要一本既通俗易懂，又专业可靠的科普书籍，于是我选择了妈妈们最感兴趣、最关心的话题撰写了这本书。

　　我毕业后一直从事妇产科相关临床工作，直到2011年开始从事妇女保健工作。多年的临床生涯和10年的产后保健工作让我深知妈妈们的需求，于是我想把我的经验积累分享给广大的妈妈们，这不仅在帮助妈妈们顺利度过人生最特殊的时期，也在帮助我实现自己的人生价值。记得2016年我开车在高速上被追尾，后面的车当场报废了，而我很幸运毫发无伤。从那之

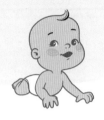

后，我深刻体会到活着就是一种幸福，同时我也深深地思考，人活着的意义是什么？记得上小学时，曾背诵过一篇课文，是前苏联作家尼古拉·奥斯特洛夫斯基所写的《钢铁是怎样炼成的》，书中写到"一个人的一生应该是这样度过的：当他回首往事的时候，不因虚度年华而悔恨，也不因碌碌无为而羞耻。这样在临死的时候，他能够说'我的生命和全部的经历都献给世界上最壮丽的事业——为人类的解放而斗争。'"我也希望能把自己的生命奉献给美丽的妇幼保健事业，做一位专业的、有温度、有情感、有人文情怀的妇幼健康工作者，让更多的女性获得健康和幸福。我们在这个世界上，不单单是属于我们自己和家庭，还属于我们的国家。因此，我希望在有生之年、在平凡的岗位上，做一些真正对国家、对人民有用的事情。

作为一名从基层成长起来的医生，一直被妈妈们叫作"知心姐姐"，深知妈妈们的需求，也明白医学知识过于难懂，所以用咱老百姓讲的话来说明白医学道理，是这本书的特色。另外，我讲解的每个问题都设立了清晰的标题，也是方便妈妈们能短时间内找到自己所需的内容。相比专业作家而言，我的文采不算出众、用词也不算出彩，但这本书中朴实的语言表达了我满满的爱意和真心。每个小故事都是妈妈们的亲身经历，每个小段子都是我的经验总结，把这 10 年里发生的真实问题进行汇总，这样大家能从一本书里学到很多的经验教训，这正是我写这本书的初衷。我希望这本产后科普书，既不是枯燥的长篇大论，也不是机械的说教指导，而是一本幽默诙谐里透着理论知识、家长里短的故事中带着科学方法的通俗读本。

在此书出版之际，我非常感谢支持和帮助我的家人和医生朋友们。我的爱人李德胜作为一名乳腺外科医生，不仅给了我很多专业意见，还分担了很多家务；我亲爱的殷观梅主任和同事陈璇医生对此书进行了认真的审阅和编辑；还有我的两位好朋友，心理咨询师马群和儿科医生马一敏，他们夫妻二人对本书相关内容进行了点评和补充。所以，这本书的出版不是我一人的功劳，而是汇聚了好几位专家同仁的经验，是团队的杰作。希望通过我们的绵薄之力，能让更多的新手妈妈顺利地、幸福地度过这个人生中的特殊时期。

韩耀伟

2023 年 12 月

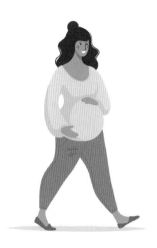

目录

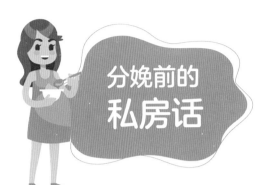

分娩前的
私房话

顺产妈妈
必读

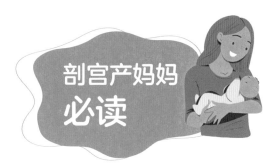

剖宫产妈妈
必读

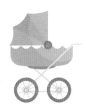

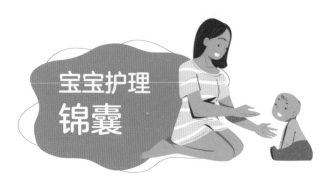

宝宝护理
锦囊

产后
常见问题

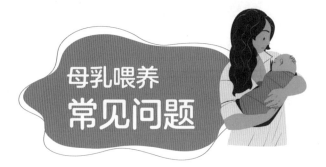

母乳喂养
常见问题

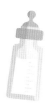

盆底功能障碍性 疾病的治疗

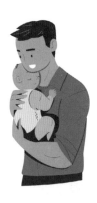

分娩前的私房话

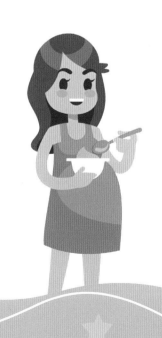

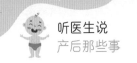
待产包里要准备什么

关于待产包里要准备的东西，网上有很多攻略，在这里我也帮您整理了一下。

证件资料类：①证件，如孕产妇保健手册、医保卡、夫妻双方的身份证；②银行卡，现在很多医院可以通过移动支付的方式缴纳住院押金，不过稳妥一点儿，还是建议您准备一张余额充足的银行卡；③产检资料，建议将孕期所有检查报告按时间顺序整理好，单独放置以便查阅，尤其是最近一次的 B 超单和检查单。

温馨提示：入院时医生首先要核对产妇末次月经时间以确定孕周，若是月经不规律或者是由 B 超推算出孕周的准妈妈，要记得提供孕早期第一次 B 超检查报告，以方便医生核对。

生活用品类：①妈妈的生活用品，如产褥垫、加厚加长的卫生巾、内裤、拖鞋、袜子、宽松的开衫式分体家居服、脸盆、洗漱用具（毛巾、牙刷、牙膏、漱口水）、碗筷、水杯（建议选择吸管杯）、保温餐盒、保温壶；②宝宝的生活用品，如纸尿裤、口水巾、毛巾、包被等。

温馨提示：最好准备一个大容量的饭盒、搪瓷缸子或者不锈钢缸子。产后事情多、时间紧，大家又都比较忙乱，大缸子散热快，沏红糖水、晾白开水、喝粥都非常方便。

我平常在工作中忙碌起来就会忘记喝水，等口渴想喝水的时候还要等待水慢慢变凉。自从有了大搪瓷缸子，我就可以一饮而尽了，同事们总开玩笑说我是一个穿着旗袍，手捧大缸子，豪饮白开水的医生，哈哈！

娘家人在身边为好

我有两个妹妹，一个在天津，另一个在北京。她们是同一年怀孕，也是同一年生的宝宝。快到预产期的时候，在北京的妹妹和妹夫就开始纠结是在北京生孩子好，还是回天津生孩子好的问题。经过一大家子的热烈讨论，最终两个人决定回天津生孩子，毕竟有娘家人在身边准妈妈更安心。

在分娩的时候，两个妹妹的情况稍有不同，其中一个生得很顺利，另一个则在宫口临近开全时突然出现胎心忽快忽慢的情况，幸运的是最终孩子顺利出生。产后，两个妹妹有丈夫、姐姐和爸爸、妈妈陪伴在身边，感受到了家人的关心和家庭的温暖，没有出现情绪低落的情况，在享受新生命出生带来的幸福和喜悦的同时也都顺利地实现了母乳喂养，愉快地坐完了月子。

我经常会把我家的这段经历分享给准妈妈和她的家属们。因为妈妈的情绪很重要，它可以影响分娩、母乳喂养和产后恢复。围绕生孩子这个话题，很多当妈的人都会各种吐槽，有的妈妈感觉婆家人拿自己当外人，就知道惦记着孩子；有的妈妈念叨还是亲妈在身旁好，照顾得体贴细致，自己也放得开，没有拘束。

有的妈妈开玩笑说："韩大夫，我们一上班呀，就是一群'怨妇'在集体吐槽婆婆"，所以说婆婆不好当，多沟通、少干涉才有利于家庭和谐。清官难断家务事，家家有本难念的经，在这个时期，新手妈妈的雌激素水平比较低，情绪波动比较大，娘家人在身边确实能够带给新手妈妈更多的幸福感和安全感。

多学习些育儿知识

说实话，当了这么久的妇产科医生，听到说婆婆美言的还真不太多。给我印象较深的例子是一位婆婆之前做过月嫂，所以那位妈妈什么都听婆婆的，两人相处很融洽，基本没什么矛盾。这说明什么呢？说明很多矛盾其实源于育儿方面的冲突、生活习惯的差异，从而导致意见相左，最后关系出现裂痕。

有一次我遇到一位曾经在孕妇学校学习的妈妈，她说："医生，我特别后悔之前没听您的话，没多学习一些育儿知识。宝宝出生以后，我真的是手忙脚乱，非常焦虑。"

建议大家好好珍惜孕期时光，多学习一些育儿知识，不仅自己要学习，最好还能带动全家一起学习，这样一方面能够缓解产后焦虑，另一方面全家人的育儿观念统一了，由照顾宝宝引发的分歧也就少了，家庭必然更加和睦。怀孕期间，关于宝宝的各种问题都可以寻求医生的帮助，让准妈妈踏实又安心。当我们怀抱着出生不久的宝宝回家后，就会清楚地意识到以后的育儿之路，大部分情况下需要靠我们自己，这时你一定会感谢当初那个认真学习育儿知识的自己。

重视产前检查

如果想让自己的生产过程更加顺利或减少妊娠期并发症，准妈妈首先要重视产前检查。曾有一位准妈妈在整个孕期胖了 17.5kg，孕期空腹血糖 6.5mmol/L 仍未监测血糖，她孕 39 周分娩，新生儿出生体重为 4.4kg，因巨大儿肩难产导致新生儿锁骨骨折。还有一位准妈妈，她在妊娠期出现了妊娠高血压，又是双胎妊娠，却从来不重视产前检查，有一次在家里突然发生抽搐，后来被家人发现送到医院进行抢救。另外一位准妈妈的情况是胎儿横位，由于是二胎，这位准妈妈并未重视产前检查，临产时竟然不去医院分娩，而是选择在家里生，最终由于梗阻性难产导致子宫破裂。

也许有人会觉得在当今社会很少有人会如此不重视自己，但这都是一个个活生生的例子，现在回想起来我依然感到心痛。很多准妈妈觉得自己的情况还好，并没有上面说的三位准妈妈那么严重，于是有时候嫌麻烦就想偷个懒不去做产检了。这里只想告诉大家，产前检查真的非常重要，尤其是在孕晚期，请准妈妈务必重视！

重视孕期体重管理

体重管理贯穿整个孕期、分娩阶段和产后恢复阶段。如果孕期体重控制不佳，则会增加大于胎龄儿、难产、产伤、妊娠糖尿病等的风险；孕妇体重增长不足则与胎儿生长受限、早产儿、低体重儿等不良妊娠结局有关。所以，孕期体重增长过多或过少都是不对的。对于中国女性来说，宝宝的理想出生体重是 3 000 ~ 3 500g。这样的宝宝身材适中，头围也不大，只要妈妈的产道在正常范围内，通常情况下可以自然分娩。

如何让宝宝的体重更加理想呢？那就需要准妈妈做好自己的孕期体重管理。一般正常体重的女性，整个孕期体重增加不应超过 12.5kg，而前 3 个月体重增加不应超过 2kg。

饮食管理是孕期体重管理的一项重要措施，准妈妈应该尽可能合理安排自己的每日饮食，做到营养均衡、丰富。要少吃高热量低营养的零食，如甜点。如果体重控制有困难，可以咨询医生和营养师。有妊娠糖尿病的孕妇，可以在营养师的指导下制订个体化的孕期营养方案。

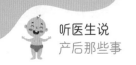
运动管理是孕期体重管理的另一项重要措施,通过运动能增加肌肉力量,促进机体新陈代谢,促进血液循环和胃肠蠕动,减少便秘,增强腹肌、腰背肌、盆底肌功能,锻炼心肺功能,释放压力,促进睡眠。运动的形式多种多样,可以根据个人喜好可选择散步、孕妇体操、游泳、骑车、瑜伽或者凯格尔训练等。注意孕期不宜进行长时间、高强度运动,如快速奔跑、跳跃、潜水、滑雪、骑马等。运动的道路千万条,只要你想,就一定能找到合适的!

有一位妈妈怀一胎时,没有妊娠反应,吃啥啥香,还不控制体重,家人也认为"能吃是福",总是买各种好吃的给她,生怕孩子缺了营养。她在孕41$^+$周分娩时发生了难产,孩子出生体重达4 100g,加之产后恢复不好,术后阴道淋漓出血达半年之久。6年后她又怀上了二胎,这次她充分吸取了怀一胎时的教训,深刻体会到了体重管理的重要性,孕早期就开始控制体重,每天坚持进行适量运动,孕晚期宝宝生长得快,她更是有意识地减少了点心和高热量水果的摄入,终于顺产了一个体重3 600g的宝宝,分娩过程非常顺利。

翻来覆去还是那句话:"管住嘴,迈开腿,母子平安是王道!"

都是水果惹的祸

一位准妈妈在孕期毫无节制地吃大量高热量水果,孕期足足胖了18kg,分娩了4 400g的巨大儿,产后发生子宫脱垂。

一位准妈妈在孕期每天大喝特喝各种鲜榨果汁,结果导致妊娠糖尿病,孕期增重16kg,出现压力性尿失禁,分娩婴儿3 950g。产后复查时发现患有盆底功能障碍性疾病,非常后悔当初没有对饮食加以控制。

一位准妈妈在怀一胎时孕期增重10kg,顺产3 100g婴儿,怀二胎3个月时由于孕吐开始喝孕妇奶粉，早晚各一次，再加上每天进食大量水果和补品，不到一个月的时间就增重了 5kg，整个孕期增重 19kg，剖宫产分娩了 4 000g 的巨大儿。

现在用"皇后娘娘"来形容十月怀胎的孕妇真的一点儿也不为过，准妈妈营养过剩的现象非常普遍，孕期体重增长 10kg 以上已经不是什么稀奇的事了。很多人刚进入孕中期，体重就已经增长了 10kg，中晚期体重增长速度更是一发不可收拾。

我在门诊时，经常听到妈妈和家属讲"多吃水果孩子皮肤白"之类的话，每次医生都会苦口婆心地对她们宣教，按照中国营养学会妇幼营养分会的推荐，孕期每天水果的摄入量为 200 ~ 400g，而且孕期吃水果多少与孩子的肤色无关。

建议爱吃水果的准妈妈买一个食品秤，通过称重了解一下自己每天的水果摄入量，做到心中有数。如果准妈妈的体重已经超标，就要控制水果的摄入量。

准妈妈如果无法良好控制孕期体重增长，则有可能生出巨大儿。巨大儿即使能顺利分娩，产妇后期也会面临尿失禁、子宫脱垂等风险。分娩 3 500g 以上的宝宝可能会给产妇盆底组织带来损伤，产钳术对盆底的损伤更严重，所以准妈妈一定要在孕期管理好体重，产后及时进行盆底康复，以避免盆底功能障碍性疾病的风险。

可以单纯依靠饮食补铁吗

一位准妈妈，在孕期出现了缺铁性贫血，但是不愿意口服医生开具的铁剂，认为"是药三分毒"，于是决定单纯依靠饮食补充身体缺少的铁，结果整个孕期体重增加了 25kg，在顺产了一个 3 900g 的孩子后，她出现了阴道

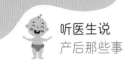
前壁膨出和轻度子宫脱垂。

大多数准妈妈在孕期或多或少会出现缺铁的情况。如果真的出现缺铁性贫血，很难单纯依靠饮食补充，这样做反倒容易导致营养过剩。一些准妈妈就和我抱怨过："自从发现了贫血，家人天天让我吃好多枣来补铁，结果我的贫血没见好，血糖却高了。"虽然民间都说红枣补血、菠菜补铁，其实，红枣、菠菜等植物性食物中的铁含量并没有大家想象的那么高，吸收率就更低了，靠吃红枣、菠菜来纠正贫血效果并不好。

在体内铁含量正常的情况下，孕妈妈可以在日常饮食中适当摄入动物血制品（如鸡血、鸭血）、猪肝、瘦肉（如牛肉、羊肉、猪肉等）等铁含量比较高的食物，同时多吃富含维生素 C 的食物，促进铁的吸收。如果经过医生诊断为缺铁性贫血并建议服用铁剂补铁，那么还是要听医生的话，按时按量服用。

孕期如何补充叶酸

叶酸是人体必不可少的水溶性维生素，是胚胎神经管发育的必需物质。无论是备孕期还是怀孕期，无论是孕早期还是孕晚期，都要补充叶酸，尤其是在孕前 3 个月和孕后头 3 个月。备孕期间，夫妻双方都应该补充叶酸。啥？男人也要补充叶酸？是的，在日常饮食中，水溶性维生素会因过久的煎炒烹炸而流失，备孕期补充叶酸主要目的是纠正身体缺少叶酸的状态。有研究证明，如果人体缺少叶酸，那么即便在补充叶酸的情况下，人体需要 1 个月的时间才能纠正这个状态。叶酸缺乏可导致胎儿畸形、胎儿神经管发育缺陷，从而增加包括无脑儿、脊柱裂的发生率。同时，叶酸影响红细胞生成及胎盘的发育，叶酸缺乏会增加自然流产的概率。整个孕期母体对叶酸的需求量增加，建议在正常饮食的基础上每天补充 0.4mg 叶酸，这样可以有效降低

80% 左右的胎儿神经管发育异常。市面上的叶酸产品很多，只要购买带有"药字号"的叶酸即可。

认识身体质量指数

每位准妈妈孕前的身高、体重不同，孕期体重增长范围也不一样。国际上应用身体质量指数（body mass index，BMI）作为衡量肥胖的重要指标。准妈妈可以根据孕前体重，按以下公式计算自己的 BMI，再确定孕期的增重范围。

$$BMI= 体重（kg）/ 身高（m）^2$$

例如，准妈妈孕前体重为 60kg，身高 1.65m，BMI 指数为 $60/1.65^2 \approx 22.04（kg/m^2）$。

了解了自己的 BMI 后，即可对照下表明确孕期体重增长范围。

2009 年美国医学研究所发布的孕妇体重增长推荐表

孕前体重分类	BMI/kg·m⁻²	孕期总增重范围 /kg	孕晚期每周体重平均增长速度 /kg
低体重	< 18.5	12.5 ~ 18.0	0.51（0.44 ~ 0.58）
正常体重	18.5 ~ 24.9	11.5 ~ 16.0	0.42（0.35 ~ 0.50）
超重	25 ~ 29.9	7.0 ~ 11.5	0.28（0.23 ~ 0.33）
肥胖	≥ 30	5.0 ~ 9.0	0.22（0.17 ~ 0.27）

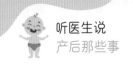
 孕早期饮食建议

饮食清淡适口，易于消化，有利于降低妊娠反应，包括新鲜的蔬菜、水果、大豆制品、鱼、禽、蛋以及各种谷类食品。根据喜好适当安排，少食多餐，保证进食量。补充叶酸，预防神经管畸形。

 孕中晚期饮食建议

适当增加鱼、禽、蛋、瘦肉、海产品的摄入量；适当增加奶类的摄入；常吃含铁丰富的食物；戒烟、限酒，少吃刺激性食物。

生个胖娃娃是好事吗

在产科病房中，家属会习惯性地询问新生儿的体重，如果孩子出生体重比较重，是个胖娃娃，家属往往会特别开心。过去大家习惯地夸赞孩子"白白胖胖"，现在就不能这么说了，即便是新生儿，体重也要标准。在医学上出生体重超过 4 000g 的宝宝就算是巨大儿了，他们从小就容易肥胖，长大后糖尿病、高血压等疾病的发病率也会比出生体重正常的孩子要高。强烈建议未来想怀孕的女性或正在怀孕的准妈妈，一定要注意管理好孕期体重。传统观念认为生一个大胖小子是准妈妈身体健康的表现，却不知孩子的出生体重越大，对孕妇的挑战也越大。通常情况下，女性产道的宽度是固定的，孩子太大，则准妈妈容易发生难产、产后出血、阴道撕裂、压力性尿失禁、子宫脱垂等，孩子在分娩的过程中受伤的机会就比较大。

要想孩子健康，孕妇请先管理好自己的体重，不要被传统观念误导，一定要避免孕期营养过剩和体重过度增加。老一辈人劝孕妇多吃点儿的时候经常说"你现在是一个人吃两个人的饭"。其实，这是不科学的，我经常提醒我身边的准妈妈"千金难买胎里瘦，在肚子里养不如出来养，有小不愁大。"

现在，越来越多的准妈妈开始接受"小生大养"的育儿理念，也就是说宝宝的出生体重一定不能过重，等到宝宝出生后再增强营养，让他茁壮成长。对于正常体重的女性，建议孕期体重增加约 10kg，推荐的新生儿出生体重为 3 000g，女性在产后 6～8 周要恢复到孕前体重。

分娩到底有多"可怕"

其实分娩并不像我们想象中那么可怕，我在基层医院工作时就见过一位胆子很大的产妇。在一个漆黑的夜晚，一辆三轮车飞驰到了医院门口，一位二胎妈妈已经把孩子生在了三轮车上。我拿着无菌器械包冲下去给孩子处理脐带，等我一扭头突然发现产妇不见了！原来她知道自己的胎盘还没有娩出，于是就抓着带有血管钳的脐带下了三轮车，自己步行去了 3 楼产房。我真是佩服得五体投地，觉得她太勇敢、太无畏了，那条滑溜溜的脐带，她竟敢抓着就跑了。

分娩的可怕之处在于分娩的过程，其中就有难产、受两茬罪、大出血。如果产妇个个体重都控制得很好，孩子也不大，我相信分娩就不会变得那么可怕了，孩子生起来一般会很顺利，就像树上结果子一样熟了就会往下掉。

我曾经见过一位半身瘫痪坐在轮椅上的产妇，照样可以自己生宝宝，这是由于宝宝的分娩在多数情况下是通过子宫自发性收缩完成的，即便产妇被折腾得没有力气了，孩子也会自己"钻"出来。我刚刚提到的这位大胆的二胎妈妈自打怀孕起就没有一天停止过劳动，体重增长达标，宝宝的出生体重也适宜，所以生产才会如此顺利。

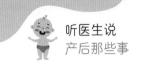

一项孕期就要坚持的训练

我经常向准妈妈们讲解凯格尔（Kegel）训练的重要性。凯格尔训练是一项值得我们每位女性终身锻炼的运动。曾有一位产妇给我留下了深刻的印象，这是由于大多数产妇存在的产后问题，如产后阴道口未闭合、阴道前后壁膨出、漏尿等，在她身上都没有出现。追问后才得知，她在整个孕期和产后一直坚持做凯格尔训练，所以盆底功能恢复得很不错。我建议准妈妈在孕期就要进行凯格尔训练，至于具体的训练时间，可以分为两种情况。一种情况是有盆底功能障碍性疾病症状的，如果准妈妈体重超标，孕前就存在漏尿，那就要及早进行凯格尔训练；如果准妈妈体重正常，也不存在漏尿的情况，那么可以从孕28周开始进行凯格尔训练。

为什么医生建议能顺产尽量顺产

随着剖宫产技术越来越成熟，很多准妈妈倾向于"来上一刀"。诚然，剖宫产解决了诸多难产问题，挽救了很多妈妈和宝宝的生命。但很多证据也表明，剖宫产可以导致一些母婴并发症，要是有得选，能顺产还是应该尽量顺产。

顺产是指孩子从妈妈的产道中娩出，子宫上没有伤口，这是人类最自然的分娩方式。我们应该建立对自己最原始本能力量的信心，每个女性都有与生俱来的内在力量，这种力量能在非常特殊的分娩时刻被激发出来，实现自然分娩。

剖宫产是将准妈妈的腹壁一层层切开，直到切开子宫取出孩子，然后再逐层缝合。除了出血风险和可能留下不美观的瘢痕外，剖宫产还存在很多远期并发症，如瘢痕子宫、子宫破裂、子宫内膜异位症、盆腔粘连。

有长期观察随访研究发现，在前庭失调、触觉过分防御等方面，剖宫产出生的孩子其失调程度高于自然分娩出生的孩子。胎儿早期已具备触觉学习能力，对触摸刺激有反应，在子宫中，胎儿能接受的主要是动觉（前庭觉和本体觉）和触觉信息。在自然分娩过程中，经过狭窄而屈曲的产道挤压，胎儿接受了强有力的触觉、本体觉和前庭觉学习，而剖宫产儿则失去了这种机会。此外，剖宫产后母亲泌乳延迟，加上麻醉及疼痛原因，婴儿出生早期常常缺乏母亲足够的触摸与爱抚，可造成其触觉防御过度。母乳喂养能给孩子带来足够的触摸、爱抚和情感交流，有利于孩子感觉系统的统合。

可见，准妈妈应该能顺产尽量顺产，能母乳喂养尽量母乳喂养，但出现危及母婴安全的情况时，医生会通过专业的评估决定是否需要进行剖宫产。

我时常对准妈妈们说："请相信你的医生，因为他们是和你一路并肩作战的忠实战友，和你们一起闯过分娩的这道鬼门关！"

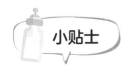

小贴士

不要因为担心顺产造成阴道松弛而选择剖宫产

部分准妈妈由于担心顺产后自己阴道松弛，不能恢复到孕前状态，影响性生活质量，进而选择剖宫产。其实性生活是否美满、和谐取决于诸多因素，阴道在性生活时能够产生的收缩强度并非自然状态下的阴道宽度，可见出于上述担心而选择剖宫产是真的大可不必。产后阴道松弛可以通过盆底肌训练、电刺激＋生物反馈等治疗手段恢复。如果感到阴道松弛，在性生活时可以调整一下自己的体位，不要采用阴道过度扩张的仰卧式，可以尝试易于并拢双腿的侧卧式。

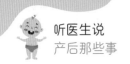
不要因为担心受"两茬罪"而选择剖宫产

生了一半转为剖宫产的主要原因有胎儿窘迫和产程进展不顺利出现难产。其实这两种情况发生的概率并不高，对于想自己分娩的准妈妈来说，绝大多数是不会受"两茬罪"的。即使是中途转为剖宫产，也是利大于弊。在经历了一定时间的宫缩以后，胎儿肺里的羊水会被挤压出来，出生以后发生新生儿呼吸窘迫的概率明显下降，母亲发生产后出血的概率也明显下降。整个产程是千变万化的，试产之所以被称为"试产"，肯定是需要试了才知道能否顺利生产呀。

臀位是否必须剖宫产

提起臀位，让我想起曾经接生过的一个臀位宝宝。她是位天生的芭蕾舞演员，天生会劈叉，而且是劈成直线的那种。臀位是准妈妈选择剖宫产的常见原因之一，这并不是说臀位一定需要进行剖宫产，而是臀位且估测胎儿体重较大时，剖宫产相对安全。

头是胎儿身体最大的一部分，而臀位宝宝的头是最后出来的，如果胎儿过大，那么就可能出现后出头困难的风险。因此臀位想要顺产，首先就要把孕妇和胎儿的体重控制在正常范围。大家要知道，生孩子这事儿，无论什么位置、什么分娩方式，都是有风险的，所以医生会把各种利弊、可能出现的各种风险提前告知，不要以为医生这是在吓唬产妇或推卸责任，这是医生的责任和义务，还是那句话"医生是你分娩路上的忠实战友，请相信他！"

去年我的表妹和同事差不多同时怀上了二胎，她们第一胎都是顺产分娩，骨盆情况和体重控制都非常好，二胎产检都是臀位。在分娩之前医生向她们常规交代了病情，以及臀位可能导致的一些并发症，我的表妹和同事表示了解。她俩最终在医生严密的监测下，通过顺产的方式生出了宝宝，而且产程非常顺利。

医学存在很多不确定性，如果医生都不敢冒险，医学就会退步。比如妇产科的臀位，现在为什么都不能顺产了呢？因为谁都无法预测后出头困难的风险。"隔皮猜瓜"的事，医生不是"神仙"，猜不出漫长的产程会发生什么样的危险，也没有谁能够承受起这种打击。关于纠正臀位的方法，还有种即将失传的手艺，那就是外倒转术。我原来当临床住院医师的时候曾见到过一例外倒转，是由一位老助产士操作成功完成的，后来那位产妇顺利地完成头位分娩了。曾看到北京协和医院医生在微博里也提到北京协和医院在孕期还是做外倒转的，每个月能成功那么一两例，不一定百分之百成功。这项技术的成功概率与医生手法、胎儿大小、腹部脂肪厚度等诸多因素有关，不能保证百分百成功，且可能有胎心异常、脐带扭转等风险发生，所以现在已经很少有医生会操作或敢操作了。医患关系如此紧张的今日，医生们如履薄冰、谨小慎微，不敢冒险操作，也就更倾向于较为安全的剖宫产了。

在妊娠 30 周前，大部分臀位能自行转为头位，无须处理。若妊娠 30 周后，仍为臀位就应予以矫正。准妈妈可以通过膝胸卧位的方式进行矫正。具体方法如下：每天 2 次，每次 15 分钟，7～10 天为一个疗程，均应在早晚空腹时进行。膝胸卧位可以使胎头顺着子宫腔侧面的弧形面滑动，进而完成倒转。此外，侧卧位也可帮助倒转，效果虽不如膝胸卧位，但可以维持较长时间。每晚在膝胸卧位后即可采取侧卧位（卧于胎背的对侧）直至次日清晨，两者结合可以提高效果。另外，准妈妈还可以做甩臀运动，通过运动促使较重的胎头向下回转，动作简单，较膝胸卧位省力，准妈妈易于接受和坚持，效果与膝胸卧位相似。具体方法为身体直立，双足分开，双手扶桌沿，双膝及臀部顺胎头屈曲方向规律地连续旋转，每天早晚各一次，每次 15 分钟，7 天为一个疗程。

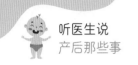
第一胎剖宫产，第二胎还能顺产吗

有一位二胎妈妈因为对之前经历的剖宫产心存恐惧，所以在二胎的时候一直问我能不能顺产。通常情况下，剖宫产术后经阴道分娩的成功率为 60%～80%，有剖宫产史的孕妇进行阴道试产时，子宫破裂率为 0.7%～0.9%。子宫破裂的概率与两次妊娠之间的时间长短有关系，如果两次妊娠的时间（从上次剖宫产到再次怀孕的时间）在 6 个月之内，尝试阴道分娩的子宫破裂概率为 2.7%；如果超过 6 个月，尝试阴道分娩的子宫破裂概率为 0.9%。第一胎剖宫产，并不意味着第二胎还要剖宫产，是可以尝试阴道分娩的，符合阴道试产条件的孕妇可以成功阴道分娩的概率为 80%～85%，在阴道试产的过程中，有大约 1% 的子宫破裂发生概率。

以上是理论上的数据，现实的情况是，大多数医生和准妈妈不愿意承担这种风险，第二胎几乎都会选择剖宫产。第一胎剖宫产，第二胎能否顺产，与当地医院的医生团队力量、抢救条件以及准妈妈自身条件等有很大关系，确实希望顺产的准妈妈可以提前咨询主诊医生的意见。简单来说，第二胎能否顺产主要取决于第一胎剖宫产的原因以及第二胎准妈妈的身体条件。

我在临床工作中也接触过很多生第一胎剖宫产而第二胎顺产的情况，绝大多数是母子平安，但是也发生过意外情况，有一例子宫破裂的病例到现在依然令我记忆犹新。当时宝宝出生很顺利，胎盘也随之娩出，由于产妇第一胎是剖宫产，所以我们更加细致地探查产道有无异常。结果在探查宫腔时，手指居然直接从宫腔进入了腹腔，产妇发生了子宫破裂！确定为子宫破裂后，我们立即进行剖腹探查，打开腹腔后发现原来是由于剖宫产瘢痕裂开导致的，由于裂口比较小，并未损伤大血管，所以只是少许渗血，只需要缝合止血就可以了。虽然这位产妇的结局是好的，但每每回想此事，我依旧一身冷汗。说到这，感觉"一胎剖，二胎顺"就像是一场赌博，大多情况下可能没事，但一旦发生意外，结局就难以预料。假如决定要试一试，请一定和医生详细沟通，做好充分的思想准备。

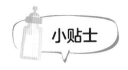

无痛分娩很有必要

分娩镇痛可以说是产妇的福音。自从有了无痛分娩，让很多妈妈减少了对疼痛的恐惧，增添了顺产的信心。通常采用硬膜外麻醉进行分娩镇痛，它的优势在于一旦发生紧急状况，可以随时采取紧急手术，不会耽误宝贵的抢救时间。

保胎是否需要长时间卧床

一些准妈妈在孕期被建议进行保胎，结果吃喝拉撒都在床上，最后出现了孕期腰痛、下肢肌肉萎缩、行走困难等问题。我就遇到一位妈妈，从怀孕的第 3 个月开始就卧床保胎了，最后双腿萎缩，无法行走，快要生产时是由她爱人抱着进医院的，术后又去骨科进行康复治疗才能下地走路。事实上，并没有循证医学证据证明卧床休息可以减少流产的发生，而且医学上有充足的证据证明一半以上的流产是由于胚胎本身染色体异常导致的。如果胚胎本身有问题，一般不主张保胎，走个路就掉下来的孩子保住了会健康吗？保胎是要有适应证的，需要在医生的指导下进行，准妈妈千万不要一有个风吹草动就卧床保胎。

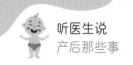
要不要让准爸爸陪产

关于准爸爸要不要陪产的问题，目前存在很大争议。在大多数医院，是不允许准爸爸进入产房的，他们只能在产房外焦急等待。不知道有多少准爸爸在允许陪产的情况下选择陪妻子分娩呢？有些人认为，单凭想象是体会不到妻子分娩时的痛苦和艰辛的，陪产能让准爸爸更加了解妻子在"为人母"道路上的艰难，今后会对妻子更加关爱。但是作为一名曾经见过准爸爸陪产场面的妇产科医生，我觉得还是应该提醒大家一下，部分准爸爸可能会害怕生宝宝这样"血腥"的场面，这就如同部分实习医生第一次观摩手术时晕血一样。曾经有一位准爸爸在妈妈分娩出宝宝之后跑到外面的走廊吐了一顿。所以，准爸爸要不要陪产因人而异，夫妻双方应该做好沟通，妻子不要认为丈夫不陪产就是不爱自己。偷偷地说，我个人是不喜欢准爸爸陪产的，在幸福的期盼和忐忑的等待中，拿着鲜花见证宝宝的出生也是很不错的。

产后可能会经历很多事情，比如身体不适、育儿焦虑、缺乏家人关爱、婆媳和夫妻关系矛盾，原本很和谐的家庭可能会由于宝宝的出生发生翻天覆地的改变。产后这段时期是女人一生当中非常特殊的时期，我希望当我们应对一些挫折时，首先自己一定要强大起来。当妈妈了，就要担负起养育孩子的责任，不要轻易让别人伤害到自己，对着镜子流泪的样子真的不好看。女人都要先爱自己，才有能力爱别人。希望我们每天对着镜子的时候都是满意的，对自己微笑就是对全世界微笑，当你对自己很满意的时候，你也会对自己生活的这个世界很满意。和谐的家庭氛围对宝宝成长是有利的。女本柔弱，为母则刚，一定要勇敢、从容、聪明地应对一切。

爸爸的力量

生育下一代，并不是女性一个人的任务，聪明的准妈妈一定要学会让准爸爸也参与其中，在很多时候，准妈妈需要准爸爸的鼓励和支持。在孕期，准妈妈可以和准爸爸一起阅读育儿书籍，一起参加医院孕妇学校活动，让准爸爸有机会积累育儿知识，更好地照顾宝宝。记得一位妈妈和我分享过产后丈夫给她信心和力量的故事。当时宝宝出生后因黄疸迟迟不退住进了新生儿科，住院时一直喝奶粉，宝宝出院后就产生了乳头混淆而不吃妈妈的母乳。这时爸爸坚持适当"饿着"宝宝，不着急添加奶粉，并解释说只要孩子每天小便能在 6 次以上就不用太担心。就这样和宝宝斗智斗勇磨合了一阵子，最后终于顺利实现母乳喂养。后来孩子又出现了一些其他问题，断断续续停了一阵子母乳，就这样反反复复地折腾，让包括妈妈在内的所有家人都于心不忍，可只有爸爸很有主见，一直耐心地解释、鼓励妈妈要坚持母乳喂养。这件事儿告诉我们，请不要将爸爸看成是生养孩子的"局外人"，爸爸的坚持果敢和妈妈的温柔体贴正是帮助宝宝健康成长的完美组合。

聪明的妈妈带着奶奶和姥姥一起听课

一位妈妈在做产后筛查时对我说："我们全家人都听过您的课，起初我和妈妈一起听课，后来又带着婆婆来听，受益匪浅啊。"由于奶奶和姥姥在准妈妈孕期就接受了正确的育儿知识，所以大家的育儿观念相当一致，这位妈妈的月子过得非常顺心。生孩子、坐月子对于妈妈来说是第一次，奶奶和姥姥虽然是过来人，但随着时代的进步、知识的更新，很多传统观念需要改

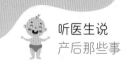

进、生活习惯需要磨合。聪明的妈妈带着妈妈和婆婆一起来孕妇学校上课，让妈妈和婆婆一起接受科学的育儿知识，月子里自然会顺利很多，也避免了许多误解和家庭矛盾。

坚定母乳喂养的信心

从生理上讲，几乎所有女性在生完孩子后都会分泌乳汁，都可以实现母乳喂养。但对新手妈妈来说，母乳喂养却不是一件容易的事，需要大量的学习和练习。新手妈妈在孕期需要提前学习母乳喂养的相关知识，如在什么情况下需要为孩子提供暂时的配方奶补充喂养；如果添加了配方奶，如何避免孩子发生乳头混淆；如何掌握正确的衔乳和哺乳姿势；如何实现纯母乳喂养；如何断掉配方奶；如何避免急性乳腺炎、乳头皲裂的发生……少数人认为母乳不足会导致 25%～35% 的妈妈缩短纯母乳喂养时间，而由于妈妈身体原因导致不能哺乳的情况是极为罕见的，所以妈妈们首先要坚定自己能够母乳喂养的信心，在孕期多多学习母乳喂养相关知识，这样才能在哺乳过程中从容淡定，将母乳喂养变成美好的亲子时光！

如何选择分娩医院

建议大家从以下四个方面进行考量，选择自己中意的分娩医院。

1. **医院能否进行分娩镇痛**　分娩过程中能够采用硬膜外麻醉进行分娩镇痛是很有必要的，对产妇来说也是非常幸运的。如果医院的麻醉医生能在你需要的时候尽快赶到，那是最好不过的。想象下，当你痛得无法忍受，急着要进行无痛分娩时，护士为难地说麻醉师还在手术台上呢，你是不是有一种快崩溃的感觉。

2. 医院是否有随时可以进行抢救的新生儿科医生　如果分娩过程中担心胎儿有问题，新生儿科医生会提前到场，在婴儿需要抢救的时候提供及时救治。

3. 医院是否具备紧急剖宫产的条件　如果分娩过程中出现突发情况，如脐带脱垂、胎儿窘迫、子宫破裂、大出血，需要进行紧急剖宫产手术。

4. 医院是否具备诊治严重妊娠期合并症的条件　如果准妈妈存在妊娠高血压、妊娠糖尿病、严重甲状腺功能亢进、心脏病、系统性红斑狼疮、脑血管病、精神疾病等特殊情况，需要去当地综合性三甲公立医院分娩；RH阴性血的准妈妈需要去有血源的医院分娩；准妈妈如果存在传染病，则需要去指定的传染病医院分娩。

为什么要提前了解月子中心

有一次，我接诊了一位产后三个月才来做盆底筛查的妈妈。通过聊天得知，她是由于产后乳腺炎迁延不愈才把盆底筛查耽误了。聊起得乳腺炎的原因，她就打开了话匣子。由于双方父母无法帮忙照看孩子，所以夫妻二人就找了一家月子中心。刚住进去的第五天，月子中心的通乳师就以"乳管不通"为由给她做了两次通乳治疗，产后二十天左右又以同样的理由做了两次。做完四次通乳治疗后，这位妈妈的乳房就出现了一个小硬块，周围的皮肤也红肿着，月子中心的工作人员采用了涂抹药膏、贴土豆片、喝蒲公英水等方法，但情况未见好转，硬块反倒变大了，出月子当天又做了第五次通乳治疗，之后这位妈妈的体温直接升高到38℃。去医院就诊后考虑为乳腺脓肿，进行了切开引流，切口过了好久才愈合。

这位妈妈说，宝宝在月子中心里一直是奶瓶喂养，根本不吃乳头，只要

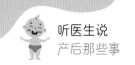
孩子哭闹，月子中心的工作人员就会将他抱走，用妈妈挤出来的奶放在奶瓶里喂，导致宝宝在最初一段时间出现了乳头混淆，同时由于没有亲喂，造成自己频繁发生乳腺炎，甚至导致乳腺脓肿，而宝宝也失去了和妈妈亲密互动的机会。

听了这位妈妈的故事，我深感提前了解月子中心的重要性。准妈妈在挑选月子中心的时候一定要和工作人员多交流，了解双方的育儿理念是否一致。好的月子中心会提供全方位哺乳支持和母婴同室的服务，让新妈妈能够顺利地进行母乳喂养。选择月子中心的初衷是更好地帮助妈妈照顾新生儿，而不是人为弱化新手妈妈的育儿能力。

这里还要提醒妈妈，在月子中心也要学习育儿知识，千万不要把所有的事情都交给月子中心的工作人员来打理，要多拥抱、安抚宝宝，增加亲密互动。宝宝是上天赐予我们的礼物，在你为他辛劳付出的同时，也能收获满满的幸福。

如何选择月嫂

有一位妈妈在就诊的过程中和我感慨，遇到一位称心如意的月嫂，真的是一件特别幸运的事儿。这位妈妈说自己有些洁癖，不喜欢住月子中心，于是就选择了月嫂。不论是身体上，还是心理上，月嫂都给予了她巨大的帮助。月嫂不仅能够帮助照顾孩子，而且能够有效避免产妇和家人之间在孩子养育问题上的正面争执，减少了家庭矛盾。

要找到一位称心如意的月嫂确实不容易。大部分月嫂是通过熟人介绍来的，这些月嫂大多有着良好的口碑，能够让准妈妈和家人放心。如果没有熟人介绍，还可以通过正规的家政公司寻找月嫂，家政公司一般会对月嫂进行系统的培训和严格的管理，也比较让人安心。

建议大家在选择月嫂时一定要提前面试。必要的情况下，可以和月嫂商定好去医院进行体检。上岗前，要和月嫂充分沟通，明确服务内容，根据家庭需求提前制订任务表，如宝宝护理、产妇护理等。

顺产妈妈
必读

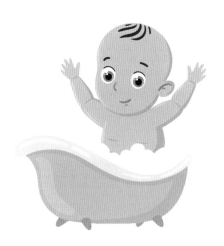

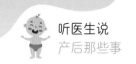
恭喜妈妈们经历了九死一生，终于从鬼门关里走了回来。怀孕对咱们大多数女人是一次保护，但是也有鬼门关的风险，每一位妈妈能够成功地从这一关走过来都是幸运的，所以说希望妈妈们要好好珍惜生活，内心强大，勇于面对人生的挫折，成长为一名成熟幸福、内心强大充实的妈妈。女本柔弱，为母则强！

眼前的宝宝或许和你想象中的不大一样，长得头大身小，或许眯着眼不看人，或许在大声哭喊……别急，专业的医生团队正在帮助宝宝初步适应新环境，在确保安全的前提下，你很快就会与宝宝正式见面了！

顺产后 2 小时的重点提示

产后两个小时以内极易发生严重并发症，如产后出血、子痫、产后心力衰竭等，通常情况下产妇在顺产后 2 小时是需要在产房观察的。医护人员会严密观察产妇的生命体征、子宫收缩情况、阴道出血量等。假如产妇的子宫底高度上升、肛门坠胀、阴道出血增多，可能意味着发生了产后出血或阴道后壁血肿。当然，绝大多数妈妈会在医护人员的专业看护下平安地度过两小时的观察期。在产房的 2 小时，妈妈除了休息外，还得让宝宝尽早进行皮肤接触和母乳喂养，争取让宝宝吃的第一口奶是母乳。无论初乳量有多少，都很珍贵。

由于医护人员紧缺，目前国内大多数医院采取的护理措施是宝宝出生后先进行一系列新生儿常规护理，如测量体重和身长、擦除胎脂、按手脚印等，产后妈妈要单独待在产房里观察两小时，回到病房后要尽早和宝宝亲密接触进行母乳喂养，这种做法对新生儿和母亲有很多益处。

建议准妈妈在生产前要提前做好功课，了解好所在医院的产科环境与人文环境，做好分娩前的调查，并且调整好自己的心理状态。这一切的准备都是值得的。这样才能做到心中有数，遇事不慌。

顺产后 6 小时的重点提示

产程中膀胱受压迫，导致膀胱黏膜充血、水肿，加上分娩后伤口疼痛，很多妈妈不愿下床小便，这样便容易发生尿潴留。此时，应该鼓励产妇在产后 2 ~ 4 小时内尽早尽快排小便，既能避免发生尿潴留，也能避免因胀大的膀胱影响子宫收缩而导致产后出血。

如果产妇出现排尿困难，可以尝试通过以下方法解决。

1. 用温水缓慢冲洗外阴或以细小的流水声诱导排尿。

2. 在下腹膀胱区放置热水袋以刺激膀胱肌肉收缩，或者用玻璃瓶灌满温热水（注意水温不要过热，以免烫伤），在下腹部至耻骨联合部位来回滚动热敷。

3. 使用开塞露通便，通常在有便意时尿液也会随之排出。开塞露的使用技巧：①一次用两只开塞露，尽量放置在肛门内深一点儿的位置，让尽可能多的液体进入肛门；②将开塞露挤入肛门后，产妇应尽量多憋一会儿，等便意较强烈时再用力。很多产妇刚用开塞露时，大部分液体并没有进入肛门内发挥作用就流出来了，导致使用效果欠佳。

4. 肌注甲基硫酸新斯的明 1mg，兴奋膀胱逼尿肌以促进排尿。

5. 上述措施无效者，应及时导尿，必要时保留导尿管 1 ~ 2 天后再拔出。

有一位产后 42 天来复查的妈妈和我抱怨说生孩子后落下了小便后不适的毛病，追问病史才知道，由于产后好多亲属来探望她，病房里一直人满为患，这位妈妈不好意思下床排便，以致在产后 6 小时内没有及时地排空膀胱。后来医生根据她的情况只能选择为其留置导尿管，三天后又得了尿道炎，吃了很长时间的抗生素，直到现在仍有小便后不适感。

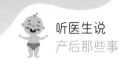
这里要一方面提醒准妈妈，产后 6 小时内排尿的重要性；另一方面，也建议准妈妈提前和家人沟通，请他们转告将要来探望的亲人朋友，务必掌握好时间，不要打扰到产妇和孩子的休息。

如何应对尿潴留导致的产后出血

曾在基层医院的产科医生个个都是多面手，集医生、助产士和护士于一身，输液打针、剖宫产、接生等，十八般武艺样样精通。那是个和往常一样孤独的夜班，我独自巡查病房，突然发现一位躺在角落床位上的产妇面色不好。于是，我常规按压了一下她的宫底，瞬间一股积血喷涌而出，当时我马上意识到有可能是产后出血，心里顿时紧张起来。我急忙跑到抢救室，拿上所有的抢救物品，回到产妇的床前进行就地抢救；建立静脉通道、留置导尿管引流出尿液、采用双手按摩子宫法持续按摩子宫……看着一个个积血块不断地涌出来，我真是心急如焚，即便双手累到酸痛也不敢停下来，就这样一直坚持着按摩。待药物起效后，产妇的出血终于逐渐减少，患者终于转危为安。

顺产后 12 小时的重点提示

顺产的产妇在产后 6 ~ 12 小时就可以起床进行轻微活动了，而剖宫产的产妇通常要在手术后的第二天进行适当活动。很多产妇由于长时间卧床，猛地一下地，就会出现头晕目眩、"踩棉花"感，一不小心还容易发生晕厥，吓得家属大喊"大夫，救命啊！"

无论是顺产还是剖宫产，建议产妇第一次起床活动时不能着急逞强，要循序渐进，可以先在床上坐起来，然后在床边坐一会儿，接着扶着床沿站一会儿，确认没有任何不适感后可以扶着床沿慢慢走一走，待身体逐渐适应后就可以在病房里活动了。

顺产后第一天的重点提示

产后妈妈回到病房后，首先要清洁乳房，和宝宝进行皮肤接触，做到"三早"，即早吸吮、早接触、早开奶。另外，哺乳姿势要正确，若衔乳姿势不当，容易导致乳头皲裂和产后腰背痛。

有句俗语叫"饿不过三"，指的是宝宝出生的头三天，需求量是很少的，主要是排出体内的胎便和多余的水分，所以少量的初乳足以满足宝宝的需求。如果不存在需要添加配方奶的医学指征，则不要轻易添加配方奶。在出生后就给宝宝用奶瓶容易让宝宝产生乳头混淆，给后续的母乳喂养造成困难。早吸吮、早接触、早开奶则可以促进产妇的乳汁分泌。

很多科学研究证明，宝宝出生后第 1 天的胃容量只有玻璃球大小，能够容纳 5～7mL 乳汁，所以虽然初乳量比较少，但对新生儿而言也足够了。到了产后第 3 天，新生儿的胃容量增加到 22～30mL，少量、频繁地喂养就能保证宝宝的正常所需。了解了宝宝对于乳汁的需要量和胃容量，妈妈是不是就不会担心宝宝饿着了？

在病房，经常见到给新生儿喂奶粉的情况，导致孩子吐奶的情况（上面我们提到新生儿胃和成人的不一样，那现在来打个比方，将胃想象成一个上口松、下口紧的麻袋，而这个袋子一直是"葛优瘫"在宝宝身体里，也就是书上说的新生儿胃呈水平位；由于袋子上面的口松，就容易把刚吃进袋里的奶反流上去，从嘴角流出，这就被称为溢奶。）吐奶量大了就容易导致呛咳，甚至吸入性肺炎，另外消化不掉的食物积少成多，长期积攒终有一天撑

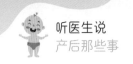
不住了，也会导致腹泻。

说到这，妈妈们就会问了，为什么经常见到新手爸妈给新生儿喂奶粉的情况呢？众所周知，饥饿会导致低血糖，宝宝低血糖的临床表现往往不典型，他不像成年人会明确表述饥饿感、出汗、焦虑不安、心悸、震颤、头晕、头痛、乏力等症状，其他人也不易及时发现他的面色苍白、心动过速等体征，且出生后新生儿血糖水平有生理性下降和恢复过程，存在无症状性低血糖的情况。

那么哪些宝宝需要警惕低血糖呢？这是新手爸妈特别关心的问题。容易导致新生儿低血糖的高危因素如下。

★新手妈妈存在 2 型糖尿病或妊娠期糖尿病。

★新生儿出生体重在 4 000g 以上（巨大儿）或 2 000g 以下（低体重儿）以及宫内发育过快或过慢的胎儿（称为大于胎龄儿或小于胎龄儿）。

★早产儿（糖原储备及糖异生能力差）。

除此之外，医生还会评估母婴的健康情况，如母亲是否应用平喘药物、是否患绒毛膜羊膜炎等疾病，新生儿出生后阿普加（Apgar）评分是否 < 5分、新生儿是否可疑有败血症或先天性遗传代谢性疾病等。导致新生儿低血糖的因素有很多，并不仅是饥饿，所以医生需要通过各项检查来综合评价才能正确诊断，毕竟新生儿低血糖会导致严重、不可逆的低血糖脑病，马虎不得。

通常情况下，新生儿出生后 12 小时如果没有喂养或静脉供糖，会耗尽体内的糖原储备，存在上述高危因素的宝宝可能更早发生危险。因此，宝宝出生后若无异常情况，一般监测 1～2 次血糖水平即可；高危宝宝在出生后24 小时内一般需要监测 6～7 次血糖水平。高危儿出生后，医生常会嘱咐妈妈早开奶以避免发生新生儿低血糖；若发现新生儿血糖偏低，则会给宝宝口服糖水，必要时静脉补液，并持续监测血糖水平直至恢复正常；若低血糖仍不能恢复则需要住院治疗。

如果没有高危因素，大多数情况下，只要让孩子频繁地吸吮，是不会发生低血糖的。如果宝宝确实需要添加奶粉，妈妈也无须过于纠结，就算宝宝吃了一口配方奶粉或者糖水，也不意味着无法继续母乳喂养。

在临床上我经常遇到在早期给宝宝添加了奶粉的情况，出院的时候我会告诉产妇和家人："妈妈已经下奶了，回家要尽量母乳喂养。"所以说，新手妈妈别紧张、放轻松，只要坚持让宝宝勤吸吮，先吃母乳再吃奶粉，总有一天能够转变为纯母乳喂养的，毕竟规矩是死的，人是活的，方法可以变通，宝宝的健康最重要。

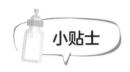

小贴士

分娩镇痛后可以立即母乳喂养吗

可以，硬膜外分娩镇痛的药物作用在局部，进入母亲血液并随乳汁分泌的药物剂量微乎其微，对宝宝不会产生负面影响。

如何应对产后痔疮

所谓"十人九痔"，痔疮也是很多新手妈妈需要经历的难关。在孕期和哺乳期，针对痔疮问题可选用复方角菜酸酯栓，它是一种海藻提取质，可以在肛门直肠黏膜表面形成保护膜，从而缓解疼痛、瘙痒和出血，对胎儿不会产生负面影响。

除了用药，还可以选择中药坐浴治疗。在这里，先要特别说明一下坐浴的正确方法。坐浴是要把肛门浸泡在温水或药液中，通俗讲就是要把屁股泡

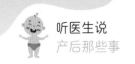
在水里。有些人误以为用热气熏一熏或者洗一洗就可以了，那叫熏蒸或洗浴，而不叫坐浴，只有掌握正确的方法才能事半功倍。具有清热解毒、活血化瘀功效的中药可以把痔核散开、化掉，达到根治的目的。

说到中药，就让出身中医世家的我尤为自豪。我爷爷是名军医，在那个战火纷飞的年代，他就是传说中命大的那个人，一颗子弹穿透了他背后的药箱，也没能穿透他的胸腔，才有了后半辈子的治病救人。当年我奶奶产后得了痔疮，爷爷给她用了一副中药，用韭菜做引子，进行坐浴熏蒸，奶奶的痔疮很快就好了。

会阴侧切术后如何护理

会阴侧切术后的两三天内，新手妈妈会发现不论坐着或站着，会阴部都会感到疼痛，有时侧靠着坐比坐硬板凳还痛。对于这种情况，建议新手妈妈自己找出能够减轻会阴部压力的舒服姿势，过几天随着伤口的愈合，疼痛也会逐渐缓解。

有些新手妈妈由于害怕会阴伤口疼痛，或是害怕伤口裂开而不敢排便，从而引发或加重便秘。对于这种情况，建议新手妈妈在摄取足够膳食纤维的同时，养成良好的排便规律，必要时可以用开塞露或口服乳果糖来促进排便。每次解完大便后，注意清洁会阴部，切忌由后向前擦拭或来回擦拭。

如果新手妈妈的恶露较多，要及时更换卫生巾，不要让伤口长时间地浸泡在湿透的卫生巾上。当会阴有水肿或肿胀、疼痛时，可用50%的硫酸镁和95%的酒精纱布外敷。

如何应对产后抑郁症

在经历了妊娠及分娩的激动和紧张后，精神的疲惫、对新生儿的担心、产褥期的身体不适等均可造成产妇情绪不稳定，尤其在产后 3 ~ 10 天，可表现为轻度抑郁，在这个时期，我们不仅要帮助产妇减轻身体的不适，同时也要给予她们精神上的关怀、鼓励和安慰。

产后抑郁症是产后精神障碍的一种常见类型，主要表现为产后持续和严重的情绪低落以及一系列的症状，如动力减低、失眠、悲观等，甚至影响对新生儿的照料能力。产后抑郁症至今尚无统一的诊断标准，许多妈妈有不同程度的抑郁表现。

目前产后抑郁症的治疗以心理治疗为主，必要时辅以抗抑郁药物治疗、激素治疗及联合其他辅助治疗方法的综合治疗，选择何种治疗方法主要取决于症状的类型及严重程度，并综合考虑疗效及可能对母婴造成的不良影响。

常见的治疗方法

心理治疗 心理治疗被视为产后抑郁症的首选治疗方法。单独使用适用于轻中度抑郁症患者和产后拒绝药物治疗的患者，也可作为重度抑郁症患者的辅助治疗手段。主要包括个体治疗、集体治疗、夫妻治疗等，心理治疗应由专业的精神科医生实施或指导。

药物治疗 考虑到药物对婴儿可能造成的不良影响，产后抑郁症是否应用药物治疗尚存争议。如果母亲的抑郁症状严重，舍曲林、帕罗西汀作为较安全的第一线治疗药物，需要在专业精神科医生的指导下用药，若母亲的抑郁症状较轻，则更推荐进行心理治疗。

其他治疗 目前有研究认为按摩、饮食治疗、中药及针灸治疗、芳香疗法及音乐疗法等也可用于产后抑郁症的治疗。

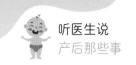

新手妈妈：月子里的我感情比较脆弱，和婆婆第一次长期相处，很多小分歧都会被无限放大，即便夹在中间的伴侣很给力，也无法避免婆媳矛盾，一点儿小事就可能引发家庭矛盾。

心理咨询师点评：这位新手妈妈的感触很有代表性，产后抑郁的社会因素核心是两个原生家庭的核心冲突，与俗语"一山不容二虎"的道理十分相近。一个是由婆婆、公公、丈夫组成的原生家庭，另一个是由妻子、丈夫、新生儿组成的新生家庭。在没有新生儿时，婆婆介入家庭的程度不明显，并且没有明确的话语"权利"争论点。当新生儿出生后，围绕新生儿抚养的一系列问题都会成为争论的焦点，一切围绕家庭抚养的争论其实都是潜意识里家庭控制权的争夺。这个时候最有效的处理方式是事前做好沟通，将一些可能出现的问题打好"预防针"，对新手妈妈要多体谅，如果有条件可以让月嫂作为第三方，或是以女方家长为主进行照顾，尽量避免冲突的发生。

哪些因素会引发产后抑郁症

雌激素急速撤退　在孕期，女性体内的雌激素、孕激素始终处于很高的水平，而随着胎盘的娩出，激素水平急速撤退，给女性带来一系列不适，如焦虑、恐惧、伤心落泪、失眠多梦等，新手妈妈在产后情感变得特别脆弱。

解决方法：新手妈妈要放平心态，要知道自己情绪会出现问题，并且坦然接受。可以提前和家人进行沟通，获得家人的理解和关爱。

记得产后第一天孩子在我怀里哭闹而我好久都无法安抚他，奶奶于是一把就抱过孩子。现在回想，奶奶也是看孩子哭闹心痛、着急，但对于当时脆弱的我来说，这实在是件很受伤的事。

现在回想起来，我应该跟丈夫好好撒撒娇，跟他诉说自己身体和情绪的感受，争取丈夫的理解与支持。另外，家里的长辈不要事事干涉过多，虽然是一片好心，但这片好心既耽误了妈妈的成长，又导致了家庭矛盾。现在的家庭很多是"6+1"模式，爷爷、奶奶、姥姥、姥爷、爸爸、妈妈，六个人养一个孩子，这六个人的教养观念还不同，磕磕绊绊在所难免，而这时就体现出沟通的重要性，以及我之前提到的，可以在孕期带着长辈一起学习育儿知识，提前统一全家的育儿理念。

心理咨询师点评：秉着"谁制造问题，谁解决问题"的原则，年轻的父母亲一定要勇于担起责任，不要把教养孩子的问题甩给老一辈，尤其是一些还没"长大"的父母，不要当甩手掌柜。关于教养问题，夫妻要多沟通，保证理念一致，爸爸负责和爷爷奶奶沟通，妈妈则负责和姥姥姥爷沟通，大家意见统一，才能减少矛盾。

不能适应角色转换　现代女性的社会属性比较强，很多人当妈妈前没有做好充分的思想准备，有的甚至自己还是个"孩子"。没孩子之前，夫妻的二人世界很美好，时间自由支配，想吃就吃、想睡就睡、想玩就玩；等宝宝出生后才发现，生活完全被这个小家伙打乱了。

自从有了孩子，有一种幸福叫作出门。偶尔的出门散心、和闺密聊天，都变得无比珍贵。很多妈妈重新回到职场后就像打了兴奋剂一样，终于从琐碎的育儿生活中解脱了，即便是暂时的，但仍然让她们激动不已。

解决方法：外出或重返职场为新手妈妈提供了三点非常重要的心理资源。①自由，被宝宝、家庭、家人包围的妈妈终于能够抽身出来，享受一下自己的空间，这种心理上的"空窗期"对个体的心理调节非常重要，如果有条件，妈妈可以有意识地留出一些时间给自己，哪怕每天只有十几分钟，也会起到很好的效果；②社会支持，在外出或重返职场后，新手妈妈可以转换心境，通过和朋友、同事的沟通，也能在一定程度上化解心中的负面情绪；③目标感，重返职场伴随着明确的目标和进度，这对于提高个体觉察，提升

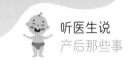
自体正性感受十分重要，有明确、可实施的目标是通向幸福的一条简单可行的道路。

心理咨询师点评：很多妈妈是初为人母，难免会有一些紧张和焦虑，磨合一段时间后，面对孩子的哭闹就能得心应手了。每次我都会嘱咐妈妈们要好好珍惜孕期时光，多看育儿方面的书籍，获取有用的知识才可以在一定程度上避免产后焦虑。角色转换需要从准备怀孕时就提前做心理准备，问问自己："为了宝宝，我能天天熬夜、放弃休息和工作、放弃各种娱乐吗？"平日多与已经当妈妈的亲朋好友多沟通，体会一下她们的生活状态。假如已经做好了当妈妈的准备，那就坚定信心，告诉自己：我能行！

家庭矛盾　在过去，产后妈妈的精神刺激可能来自重男轻女的旧观念，而现在多数来自家庭矛盾，如婆媳矛盾、夫妻矛盾等。有的妈妈说："宝宝出生后，全家都去关注宝宝了，感觉自己像是个生育工具。"怀孕时妈妈就像是"皇后娘娘"，生完后就像是被"打入冷宫"，这种心理落差可想而知有多大。这里也提醒大家，在照顾宝宝的同时，可不要冷落了情绪脆弱的产妇。宝宝刚出生还不会翻身，所以不用担心坠床，每天除了吃奶就是睡觉，顶多来点儿便便花絮，把妈妈照顾好了，让产妇吃好、睡好、心情好，母乳自然好，宝宝也会更健康。另外，在这个时期家人之间很容易产生矛盾，虽说"家家有本难念的经"，但还是希望大家都能做个聪明人，好好说话，不要冲动，用正确的方式处理问题，只有全家人都勤沟通、善沟通，才能营造出和谐的家庭氛围。"家和万事兴"的秘诀就体现在细微的关心、互相的体谅、积极的沟通、共同的努力之中。一些妈妈谈到是丈夫的宽慰和陪伴帮助自己度过了情绪低落阶段，可见伴侣的支持对于产后妈妈来说有多么重要。

解决方法

1. **说给妈妈的话**　哺乳期是人生中一段很特殊的时期，突然的角色转变，有太多的事情要做，要把奶喂好、把宝宝和丈夫照顾好，又要恢复身材重拾美丽，还要避孕……难啊！妈妈们在产后这个特殊时期里容易出现情绪波动、感情脆弱、焦虑紧张等。有的原本很温柔的女生在刚当妈妈时像是变了个人，自己抑郁的同时也把别人搞得很抑郁。即使是亲密的家人，也做不到长时间忍受满身带刺的"刺猬"或是一点就着的"火药桶"！所以，妈妈们要学会调整自己的心情，不要伤害自己和家人，认识到自己现在处于一个特殊时期，就要想办法宽慰自己，别太较真、别钻"牛角尖"。要生气发火或心情低落时，先深呼吸、保持沉默，累了就歇会儿，购购物、听听相声、出去转转等转移一下注意力，不要一生气就立马把难听的话脱口而出，大家要知道，说出去的话如同泼出去的水，伤了人的心，很难再修复啊。遇到问题要寻求帮助，要想办法让自己开心起来。

另外，还有一点需要提醒大家，建议妈妈们产后不要看偶像剧啦，为啥呢？因为里面的男人太完美，集高富帅、专情宠妻于一身不说，还是个上得厅堂下得厨房的大暖男，百分之百的完美，再回头看看孩子他爸，唉，离家出走的心思都有了。记得有一位妈妈和我说："孩子睡觉了我就看韩剧，每天沉浸在男女主角的浪漫爱情里，越看越觉得老公哪都不顺眼，回家也不爱说话，根本就听不懂我想说的潜台词，更别说细心体贴周到了。"所以，月子里看偶像剧不利于夫妻关系，还是少看为妙。越看对孩子爸爸的要求越高，越容易伤心难过，大部分男人根本就听不懂女人想说的潜台词，所以不要上纲上线，如果你想要他把鞋子放回鞋架，直接说就可以了；如果你想要他的拥抱，你就伸开双臂；如果你想要他的吻，你就指着自己的脸颊，他就会明白你的意思了。

在这个特殊时期，女性不要忽略了自我提高和自我形象，只有先爱自己，才能去爱别人，只有先对自己满意，才能对生活满意。"女性归位"是家庭幸福的核心。这里的"归位"不是做家庭主妇，而是回归女性的本质——温柔、包容、承载、引领。在现实生活中，女性归位说到底就是身体、心理、家庭、事业回到正轨。重新收拾好心情，努力锻炼，保持学习，爱自己的同时爱亲人，一个更加成熟自信、优雅美丽的你将会收获更多

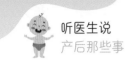

的爱！

2. 说给爸爸的话　在妻子产后这段时间，作为丈夫要给自己妻子更多的关爱，让她们感受到幸福，还要尽量和她一起承担养育孩子的责任。夫妻关系是家庭和睦的沉江石，只要这个石头稳定，再大的风浪也掀不翻船。我的妹夫就是个大暖男，在妹妹孕期就看了好多书，学习如何拍嗝、如何抚触、如何照顾产妇……妹妹和孩子都被照顾得很好。妹妹对此很是感动，哪有什么矛盾和抑郁可言呢？交流沟通、包容理解、相互扶持，都是面对宝宝出生带来的一切不确定性和各种问题的良药。

在女性生产后，随着新生儿的到来，围绕着产妇、孩子抚养等问题，婆媳关系也会变得更加敏感。如果没有清醒的认识，以及合理的应对办法，就会在产后这段时间给家庭带来很多困扰，此时就需要丈夫充当婆媳之间的"润滑剂""缓冲剂"。

产后是否应该分床睡

关于产后是否应该分床睡的问题有很多热烈讨论。有了宝宝以后，很多爸爸选择分床睡，一是怕孩子吵闹睡眠进而影响第二天的工作；二是担心压到孩子。

我建议爸爸们尽量别和妻子、孩子分床睡（如果实在太累就另当别论）。经常分床睡会弱化父亲的位置，减弱夫妻之间的感情，最好的方式是爸爸和妈妈一起睡，宝宝睡在妈妈一侧的婴儿床上。

育儿焦虑　大多数妈妈在怀抱着嗷嗷待哺的小生命时，会瞬时感觉手足无措、焦虑不安，这些焦虑都是因为育儿知识的匮乏。大部分妈妈在孕期没有认真地学习到底如何去育儿，很多妈妈即使上过孕妇学校、看过相关书籍，那也仅是停留在如何养胎、如何分娩等理论知识上。等到真要实战时，往往还是会慌手慌脚。

解决方法：很多医院的孕妇学校有定期的培训课程，都是妈妈们感兴趣和关心的话题，大家尽量多抽时间去听课。实在没时间的话，也可以借助网络、手机软件、公众号、书籍等自行学习。但需要提醒大家的是，不能光看看就以为自己全都学会了，一定要实践操作下才能加深印象。比如，学习了如何为宝宝抚触和洗澡，可以抱个布娃娃自己先练习下步骤。理论与实践相结合，才能真正掌握要领啊。

为什么外婆比奶奶更适合照顾产妇和孩子

首先，对于女性而言，通常情况下和自己妈妈的关系要比和婆婆的关系更加亲密牢靠。在孩子出生后，产妇的情绪比较容易波动，这时妈妈来照顾自己和孩子，等于是为她提供一个比较可靠的人际关系和比较宽容的环境，这对于产妇的心理调节是非常有利的，能减少产妇的焦虑。另外。母女间也更容易沟通，不容易产生矛盾。

其次，妈妈对于产妇的脾气、习惯爱好和餐饮口味更加了解，照料得会更加周到细致。

最后，对于丈夫来说，更容易接受外婆来照顾产妇和孩子。男性在照顾子女的过程中更愿意把养育的问题留给女性来主导。这个时候如果是女方家长来帮助，有些问题或冲突，男方更容易在心理上接受，在行为上进行调整和妥协，减少不必要的家庭斗争。

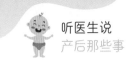
产后身体不适　无论顺产还是剖宫产，都是对身体的创伤，加上伤口愈合、痔疮疼痛、乳汁淤积等各种不适，产妇的情绪自然不稳定。面对突如其来的各种困难，逃是逃不过去的，只有变得更强大，迎难而上。

解决方法：①尽量顺产，这样会比剖宫产恢复得快些；②提前计划产后饮食及月子护理；③伤口疼痛难忍，可以在医生的指导下适当服用镇痛药，不必为了哺乳而强忍疼痛；④及时调整不良情绪，及时发现并干预产后抑郁症。

如何判断产妇是否存在产后抑郁症

爱丁堡产后抑郁量表　产后抑郁症尚无统一的诊断标准，目前比较公认的是以 Cox 等设立的爱丁堡产后抑郁量表（Edinburgh Postnatal Depression Scale，EPDS）为标准进行诊断，敏感性和特异性较高。EPDS 有 10 项内容，于产后 6 周内进行调查。每项内容分 4 级评分（0 ~ 3 分），总分合计 ≥ 13 分者可诊断为产后抑郁症。

爱丁堡产后抑郁量表

您在过去的 7 天内，对下列 10 项问题的反应是怎样的，请选择符合您情况的选项。

内容	同以前一样	没有以前那么多	肯定比以前少	完全不能
1. 我能看到事物有趣的方面，并能笑得开心	0	1	2	3
2. 我欣然期待未来的一切	0	1	2	3
内容	没有这样	很少这样	有时这样	经常这样
3. 当事情出错时，我会不必要地责备自己	0	1	2	3
4. 我会无缘无故地感到焦虑及担心	0	1	2	3

续表

内容	没有这样	很少这样	有时这样	经常这样
5. 我会无缘无故地感到害怕或恐慌	0	1	2	3
6. 我很不愉快,难以入睡	0	1	2	3
7. 我感到悲伤和痛苦	0	1	2	3

内容	我应付得与过去一样好	大多数时间我应付得比较好	有时我不能像平时那样应付	大多数情况下我全然不能应付
8. 很多事情冲着我而来,使我透不过气	0	1	2	3

内容	从不	极少有	有时	经常
9. 我很不愉快,想哭泣	0	1	2	3
10. 我想过要伤害自己(自杀)	0	1	2	3

注:把选择的选项分数相加得出总分,总分≥13分者可诊断为产后抑郁症。

如果将爱丁堡产后抑郁量表的测试结果与个人既往史、临床症状结合,那么结果将更为准确。

1. 既往有精神障碍,性格内向,对母亲的角色不适应,家庭和社会协调障碍。

2. 临床症状的前驱症状,如失眠、焦虑、烦躁、疲劳但不能安心休息、无原因的哭泣等。以后逐渐发展为心情沮丧、感情淡漠、自我评价过低、对生活缺乏信心、悲观失望、对任何事情无兴趣、害羞、孤独、不愿意见人、自觉精力不足、能力下降、周围关系障碍、对周围的人充满敌意和戒心。一些患者拒绝饮食,思维不连贯,甚至出现幻觉、妄想,偶有自杀或杀婴的念头。但其脑电图无慢性紊乱表现,甲状腺功能在正常范围内。

此外,还需要与以下疾病进行鉴别。

1. 酒精中毒,药物滥用等中毒性改变。

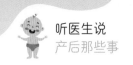

2. 甲状腺功能异常。

3. 心脏病、脑部疾病、肝性脑病、脑损伤等器质性因素。

4. 产后精神病，如精神分裂症、躁狂症等。

顺产后第二天的重点提示

饮食

继续以清淡、易消化食物为主，在产后头三天内产妇消化功能比较弱，如果过早摄入油腻食物容易引起急性乳腺炎和腹泻。前三天是乳管疏通的时期，此时宝宝需要的能量很少，少量初乳足以满足孩子的生理需求。产后在两天内，产妇常感口渴，喜欢进流质或半流质食物。产后消化系统需1~2周才能逐渐恢复，加上产褥期活动量小，腹肌及盆底肌松弛，故容易引起便秘。有些地方月子里一直让产妇喝小米粥加红糖、鸡蛋，不吃蔬菜、水果，容易导致便秘，这是不科学的坐月子方法。

乳腺

继续保持正确的衔乳和哺乳姿势，避免乳头皲裂的发生。

子宫位置

分娩后的子宫圆而硬，有的产妇会摸到肚子上有个鼓鼓的大包，这就是需要恢复的子宫。此时的子宫底大约在脐下一指水平，产后第1日略上升至脐部水平，以后每日下降1~2cm，至产后1周在耻骨联合上方可触及，于产后10日降至骨盆腔内。

子宫恶露

血性恶露如月经量，如果超过月经量，伴有臭味、腹痛，应该及时告知医护人员。

会阴处理

尽量保持会阴清洁及干燥。如果会阴部有水肿，可在医护人员的指导下进行湿热敷。通常，每天用清水清洗外阴即可，注意伤口有无红肿、硬结及分泌物。

关注情绪变化

产妇刚经历分娩，又马上进入哺乳状态，精神持续处于紧张状态，易导致情绪不稳定，可表现出轻度抑郁症状。所以，在照顾产妇身体的同时，家人要多给予她更多的精神关怀和鼓励安慰。

预防中暑

若在天气炎热时分娩，要预防中暑。产褥期，因高温环境使产妇体内余热不能及时散发，引起中枢性体温调节功能障碍的急性热病，称为产褥中暑，常见原因是旧风俗习惯要求关门闭窗使产妇身体处于高温高热状态。其实产妇的居室应清洁通风，衣服应宽大透气。适当的通风有利于母婴健康，只要避免过堂风就可以。另外，在炎热的夏天，产妇房间是可以使用空调的，但要避免空调风直吹产妇和孩子，温度建议设置在 25～28℃。

及时进行适宜的产后运动和康复锻炼

产后第 2 天可在室内随意走动，产后康复锻炼有利于体力恢复和排尿排便，并能避免或减少栓塞性疾病的发生，也能使盆底及腹肌张力恢复。产后康复锻炼的运动量应循序渐进，不要过度。

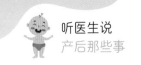

顺产后第三天的重点提示

大多数产妇正常体温 < 37.3℃。产后 3～4 天由于乳房血管和淋巴结极度充盈，可引起胀痛、发热，俗称下奶热。若体温持续升高，则应警惕乳腺炎和产褥感染的发生。产后第三天是急性乳腺炎的高发期，在这个时期乳汁开始增多，而宝宝的吸吮力没有随之增强，倘若宝宝没吃空乳房而妈妈又没有及时排出剩余乳汁，就容易导致急性乳腺炎。所以，产后第三天尤其要重视哺乳问题。

顺产妈妈出院后的注意事项

顺产的妈妈只要没有产后出血、能顺利排尿，通常产后 24 小时内就可以出院了。

通常大家比较关心侧切伤口的问题。目前大多数医院使用的是可吸收缝线埋藏缝合伤口，一是美观，二是无须拆线。部分医院使用的是不可吸收的丝线缝合，通常在产后第三天进行拆线。侧切伤口虽说不是太清洁，但由于血液循环很丰富，所以大多数妈妈伤口较易愈合。但每个人体质不同，有些妈妈可能会出现缝线反应，如切口红肿、冒线头等，通常不用特殊处理，观察即可，反应严重、疼痛难忍者需要去医院去除可吸收缝线。

出院后妈妈要观察切口恢复情况，若出现红肿、流液、发热等情况要及时回分娩医院就诊。另外，外阴的神经分布很丰富，个别妈妈对疼痛特别敏感，产后侧切处的疼痛较明显，尤其在产后头三天，若疼痛实在难忍，可以口服镇痛药。

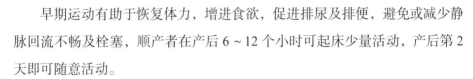

顺产妈妈应该如何运动

早期运动有助于恢复体力，增进食欲，促进排尿及排便，避免或减少静脉回流不畅及栓塞，顺产者在产后 6~12 个小时可起床少量活动，产后第 2 天即可随意活动。

产后运动有助于腹部及盆底肌肉恢复，减轻腹壁松弛，预防子宫脱垂、尿失禁。

产后第 1 周

从产后第 1 天开始进行：①脚踩踏板运动，将两脚向上弯，再向下弯，可以锻炼下肢肌肉，促进静脉回流，预防下肢或盆腔静脉栓塞；②盆底肌肉运动，仰卧，两膝弯曲，双脚平放，像终止排尿时一样用力收缩肌肉，维持片刻后放松，重复 10 次；③腹部肌肉运动，呼气时紧缩腹部肌肉，维持数秒钟后放松。

产后第 2 周

除产后第 1 周的运动内容外，可以增加以下运动：①向后弯体运动，坐直，两腿弯曲并稍分开，两臂在胸前合拢。呼气时，骨盆稍向前倾斜，逐渐将身体向后弯，自感腹肌拉紧，尽量保持此姿势，并进行正常呼气、吸气，坐直。②侧向转体运动，仰卧，两臂平直于身体两侧，手掌向大腿外侧靠拢，头部稍抬起，身体向左侧偏转，左手向左侧小腿方向滑动；再仰卧，休息片刻，然后向右侧转体，重复上述动作。③向前弯体运动，仰卧，两膝弯曲，两腿稍分开，两手放在大腿上。呼气时，抬起头部及两肩，身体向前弯，使两手触及双膝，然后吸气，放松。

剖宫产妈妈
必读

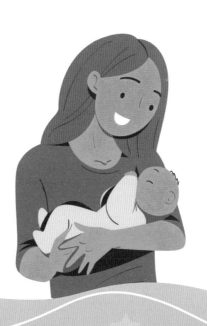

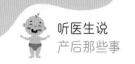
剖宫产后 2 小时的重点提示

剖宫产后会由麻醉师和手术室护士将产妇送回病房。安顿好后，麻醉师一般会嘱咐产妇去枕平卧 6 小时。这 6 小时病房护士会给产妇连接上心电监护，观察心率、血压的变化。这段去枕平卧的 6 小时对产妇来说确实难熬，需要头偏向一侧，不垫枕头，这样做是为了预防麻醉反应可能带来的术后头痛，还可以预防误吸及呛咳。剖宫产时，我们虽然进行了麻醉，但是意识是清醒的，而且剖宫产用的抗生素大多对母乳喂养没有影响，故可以在咨询医护人员后尽早开始母乳喂养。

回病房后，产妇可以把乳房擦洗干净，准备哺乳。母乳喂养要尽可能做到"三早"——早吸吮、早接触、早开奶。这"三早"真的非常重要！在这个时期产妇身体比较虚弱，插着导尿管，手臂上还带着输液通道，非常不方便，可以由家人辅助母乳喂养。奶是越吸越有的，越不吸就越没有，不要因为没有奶而不让宝宝吸吮。

剖宫产比顺产产后出血的发病率要高。所以，让宝宝早吸吮的另一个好处就是通过吸吮刺激子宫收缩，达到预防产后出血的目的。如果产后出血量过多，一定要及时告诉医生。当然，在这个时期，医护人员也会严密地监测产妇的生命体征和子宫收缩情况、阴道流血情况，及时发现并处理异常。

关于子宫收缩，还有个有趣的故事。有次夜班，一个家属急匆匆地跑进办公室，大喊道："大夫，快去看看吧，她肚子里有个大硬球，产妇一阵一阵的痛！"那个所谓的"大硬球"其实是产后的子宫，只有子宫一阵一阵收缩才不会发生产后出血。一般宫缩痛是可以忍受的，大部分二胎妈妈产后的宫缩痛会比一胎妈妈更强烈些，产妇手术后可以将手放在肚子上感受下变硬的子宫的阵阵收缩，这样就不必惊慌了。一般产后 10 天子宫通过收缩能够慢慢恢复到骨盆腔水平，我们在腹部就摸不到了。

如何预防产后下肢静脉血栓

一位剖宫产后的产妇因为产后发热、宫腔感染，身体虚弱，导尿管拔的比较晚，下床活动太晚，引起了下肢静脉血栓。预防产后下肢静脉血栓是产后护理中很重要的一项，最好的办法就是尽早活动下肢。就算未拔除导尿管，也要在床上活动。产妇可以做下肢足背反搏运动，主要是运动踝关节（就是"脚脖子"），促进腓肠肌（就是"腿肚子"）收缩运动。俗话说"流水不腐，户枢不蠹"，血液流动起来了，自然就不易形成血栓。常听到医生在术后查房时嘱咐："拎着尿袋也要尽早下地活动啊！"，其实就是为了减少产后下肢静脉血栓的发生。

在剖宫产术后，即便产妇还没有完全清醒，家属也可以帮助产妇活动腓肠肌。具体方法：用手掌握住产妇的腓肠肌，间断挤压，方向是从下到上，力度适中。这种运动可以一直持续到产妇清醒且能够自己活动为止。

如果有下肢血栓形成，"小腿酸痛肿胀"是最早出现的症状；还有的人感觉"小腿有牵拉感"，这是肌肉缺血缺氧的早期表现。一旦发生，需要及时告知医生，行血管超声检查。越早发现，治疗效果越满意。有些产妇在孕期可能有高血压、糖尿病等妊娠期合并症，那么产后就应该更加重视下肢静脉血栓的预防。

剖宫产后 6 小时的重点提示

剖宫产后 6 小时内，由于术后肠腔内气体存积，不能立刻进食，可以用棉签蘸温水滋润嘴唇以防干裂。平卧的这 6 小时内，产妇的头应偏向一侧以免呕吐物堵塞呼吸道（麻醉反应可能引起恶心、呕吐）。手术后，护士会在

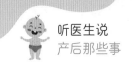
产妇腹部切口处放置沙袋加压，这样可以防止腹部切口渗血。家属需要注意观察产妇的导尿管情况和尿量，如是否有尿袋里尿量未增加、导尿管引流不畅、血尿等情况，若发现问题要及时通知医护人员。

剖宫产后 12 小时的重点提示

产妇终于度过了最难熬的术后 6 小时，也算是平安度过了术后的危险期。接下来的主要任务就是进行术后康复。一般产妇术后 6 小时就可以开始进食。除了可以进食，对产妇来说另一个好消息就是不用再去枕平卧了，可以睡枕头、侧卧、翻身、半卧等。通常医生会建议产妇采用半卧位，因为半卧位可以让肚子里的积液局限在盆腔里，盆腔有强大的吸收功能，有利于术后恢复。半卧位时，家属可将病床背部抬高，将被子或毯子垫在产妇背部，使产妇更加舒适。

由于剖宫产手术对肠道的刺激及麻醉的影响，术后产妇都会有不同程度的肠胀气，尤其是多次剖宫产的产妇。多活动可以帮助肠道功能恢复，肠道内的气体就能尽早排出而消除腹胀，同时还可避免术后肠、盆腔粘连。产妇也可以在医生的指导下服用一些促进胃肠功能恢复的药物以减轻腹胀。

麻醉效果消退后，刀口可能会有些疼痛，一般可以忍受，如果疼痛严重到影响睡眠，可以寻求医生的帮助，使用镇痛药物。如果能够忍受疼痛，则尽量减少镇痛药物的使用，以免影响肠功能的恢复。

剖宫产后第一天的重点提示

剖宫产中的麻醉、开腹等过程，对身体是一次打击，因此剖宫产产妇的恢复速度会比顺产的产妇慢。

 手术后多久才能进食

在病房，很多家属会关切地问医生："我们什么时候能吃饭啊？产妇在手术前就一直不让吃东西，做手术又大伤了元气，接下来还要喂孩子，不让好好大补怎么行啊？"每个人的情况不同，一般以术后排气作为产妇可以正常进食的标志，快的约6小时，慢的1~3天，做过两次以上剖宫产手术的产妇排气可能比较慢。通常医生会告诉产妇，术后6小时可以先喝水，然后开始进流质或半流质食物，等排气后才可以正常进食。虽然早进食可以帮助肠道蠕动和胃肠道功能的恢复，但在进食问题上，产妇和家属一定要循序渐进，不能过于心急。术后6小时开始进流食，但不能喝牛奶、豆浆、蔗糖水等。术后一天可以开始进半流质食物，如鸡蛋羹、稀粥等，排气后就可以正常进食了。

产后初期产妇的胃肠功能比较弱，不要吃得太油腻，要不然会引起急性胃肠炎和急性乳腺炎。麻醉的作用会使肠道平滑肌蠕动减弱，排气意味着肠道消化功能恢复，所以医生建议产妇产后即使不能立刻下地活动，也要在床上适当活动，这样有利于排气。

为什么要术后6小时才进流质食物呢？其目的是避免产妇在麻醉期内、正常生理反射恢复之前，发生呕吐或吸入性肺炎。通常6小时后麻醉作用就消失了，产妇消化系统功能逐步恢复，此时进食通常不会引起肠胀气。排气后尽早进食，一是进食本身的咀嚼运动可反射性引起胃肠蠕动，食物直接刺激胃肠道，促进肠道功能恢复。二是术后早进食有利于及时补充营养，可促进产妇体力和精力恢复，还可促进乳汁分泌，满足母乳喂养的需要。

 术后多久能拔除导尿管

术后24小时就可以拔除导尿管。拔除导尿管后应该多喝水，尽快自行

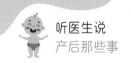

排尿，降低导尿管插入而引起尿路感染的可能性。还有些妈妈拔除导尿管后不习惯在床上解小便，会发生尿潴留。这时可以在家人的陪护下去卫生间，打开水龙头听着流水声，同时用温热水熏蒸外阴以促排尿；也可以使用开塞露，利用产生的便意使腹压增高，一般尿液也会随之流出。

术后第一天还有件重要的事情就是伤口换药。医生会先观察伤口有无红肿、硬结、渗液等情况，然后再消毒伤口并换上清洁的纱布。

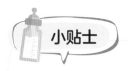

小贴士

1. **母婴皮肤接触，早吸吮、早接触、早开奶** 和顺产的妈妈一样，剖宫产妈妈在产后应立即开始和宝宝进行肌肤接触，并在产后一小时内开始母乳喂养。早开奶不仅减少了使用配方奶、葡萄糖水等的机会，还降低了孩子暴露于致病菌的危险性，有利于预防妈妈的乳房肿胀，避免了急性乳腺炎的发生。

2. **分娩镇痛后可以立即母乳喂养** 麻醉药的剂量不会对乳汁造成影响，医生在产后输液常用的抗生素和镇痛药，大多也是对母乳没有影响的，虽然会有一些随血液循环进入乳汁中，但宝宝出生前几天吃到的乳汁很少，所以能摄入的药量也是微乎其微的，并不会对孩子的健康产生不利影响。如果妈妈在剖宫产术后确实使用了不适合哺乳的药物，如甲硝唑或替硝唑，接受了不适合哺乳的治疗，应在和医生充分沟通后先把乳汁吸出来。

3. **剖宫产妈妈产后真的"没乳汁"吗** 有一种误解认为剖宫产的妈妈下奶慢，事实上无论采用哪种分娩方式，都是胎盘娩出后诱发激素改变，进而刺激泌乳。有些剖宫产妈妈感觉产后"没乳汁"，是因为她们并没有像顺产妈妈那样产后立即和孩子待在一起。在出生后的最初 24 小时，宝宝如果没有病理情况，都应该和妈妈待在一个房间，产后最初的一段时间，麻醉作用还没有消退，妈妈感受不到伤口疼痛，这其实是产后开始哺乳的非常好的时期，一定要尽可能地让孩子尽早频繁吸吮妈妈的乳房，这是确保奶量的关键。

4. 如何缓解乳房肿胀　有人用"石头奶"来形容乳房肿胀，意思是整个乳房肿胀得像一块坚硬的石头。乳房肿胀会导致乳房增大变重，出现发热和疼痛。如果问题没有及时解决，可能就会导致乳腺炎和乳房脓肿。有研究发现，在产后的 48 小时内，哺乳时间越长，乳房肿胀的发生率就越低，这也再次证明了早吸吮、早接触、早开奶的重要性。后续随着宝宝学会正确衔乳、频繁吸吮，乳量会逐渐达到供需平衡，肿胀也就会慢慢消失。

遇到乳房肿胀时，大部分人会找通乳师帮忙按摩挤奶。按摩只是辅助手段，最主要的还是让孩子正确衔乳、频繁吸吮，"宝宝才是天生的开奶师！"另外，正确的按摩应该是无痛的，如果自己、家人或不专业的开奶师在乳房硬块上用力地搓揉按摩，不但无法解决乳腺阻塞的问题，反而会造成乳房周围软组织损伤，使乳房更加肿胀疼痛。

关于如何处理乳房肿胀，《澳大利亚婴儿喂养指南（2012）》给出了如下建议。

（1）要衔住涨奶时的乳晕，对于小月龄的孩子来说是个挑战。妈妈可以在哺乳前挤出足够的奶来缓解不适，这样乳房，特别是乳晕周围会变得足够软，有利于孩子吸吮。

（2）如果肿胀超过两天（尤其在开始哺乳的早期），可以在每次哺乳后使用电动吸奶器排空双侧乳房，这会让孩子在下次吃奶时吸吮得

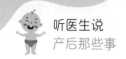
更容易。

（3）刚出生的孩子在 24 小时内需要进食 8 ~ 12 次（包括夜间），如果妈妈没办法亲喂，则需要尽量做到用和亲喂差不多的频率把乳汁完全排出。如果未将乳汁及时排出，除了可能造成乳房肿胀、疼痛、降低泌乳量外，持续下去还可能发展成乳腺炎，影响日后的泌乳量。

5. 产后束腹带真的有用吗　既往剖宫产较多采用纵切口，腹部张力大，所以要用束腹带固定以免切口裂开。但是现在大多数医院会选择横切口，这样不仅切口比较美观，而且腹部张力比较小，所以使用束腹带的情况就很少了。有很多妈妈跟我说："大夫，我觉得束腹带能在活动的时候帮我支撑用力，还能收肚子，所以我觉得束腹带很有用。"其实束腹带并不是绝对不能用，但不建议用市场上那些瘦身束腹带和不透气的束腹带，而是应该选择正规的医疗产品。至于收肚子这个功能，不太适合刚做完手术的妈妈们，我就曾遇到一例产后长时间使用束腹带而发生子宫脱垂的妈妈。可见，束腹带应该在医生的建议下使用。

6. 由于身体的各种不适，剖宫产的产妇会比顺产的产妇更多出现一些不良情绪，产妇在这个时期要学会自我情绪管理，家属也要多照顾产妇的感受。

剖宫产后第二天的重点提示

医生早上查房最喜欢说的话就是"放屁了吗？下地活动了吗？"如果答

案是肯定的，那么恭喜你！你可以正常吃饭和自由活动了，而且也不用输液了（一般术后第二天恢复正常进食后会停止输液），但也有些有手术史的产妇可能在术后第二天甚至第三天才正常排气，如果感觉排气时间有些晚，可以及时和医生沟通。无论是第一次还是第二次经历剖宫产的产妇，无论是术后第几天，适当活动都是很重要的事情。另外，还需要提醒产妇，虽然可以正常吃饭了，但仍应少量多餐，不要为了下奶而过量进补啊。

剖宫产后第三天的重点提示

术后第三日的重点是预防急性乳腺炎，而且这个任务将贯穿整个哺乳期。一般术后第三天，乳管会逐渐充盈，而宝宝早期胃容量小，可能吃不了那么多，容易发生积奶、涨奶的情况。乳房如果胀痛不舒服，要及时排出一部分乳汁。若不及时排出多余的乳汁，产妇就会出现乳房胀痛、出现硬块、发热，甚至发生急性乳腺炎。

剖宫产后第四天的重点提示

经过了前三天的恢复，第四天的事情就是拆线出院了。现在大部分医院使用可吸收缝线缝合伤口，所以就不需要拆线了。在出院之前，医生会对伤口进行一次换药，以观察伤口的愈合情况。

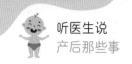

剖宫产出院后的注意事项

出院一周后可以把腹部切口的纱布去除洗淋浴了，平常要留心腹部切口及周围皮肤的状况，如果有渗血、渗液，说明切口愈合不好，就要及时去医院就诊。这里要提醒有糖尿病的妈妈，出院回家也需要继续监测血糖及伤口情况。高血糖不利于伤口愈合，因此控制血糖、观察伤口愈合情况是糖尿病妈妈产后必须关注的事情。有一位妈妈剖宫产术后持续低热，出院回家一天后内裤、腹部衣服全湿了，腹部切口渗血、渗液，回医院检查腹部切口右侧裂开，清创换药后愈合。还有一位妈妈，手术回家后急于瘦身，每天穿着厚厚的束腹带锻炼身体，由于长时间穿着束腹带，伤口无法透气，导致感染。这些都是出院后产妇需要注意的问题。

出院后产妇还要观察恶露情况。产后恶露一般持续 4～6 周，由血性恶露慢慢逐渐转变为白色浆液恶露直至干净。这期间，妈妈们需要观察恶露的颜色、持续时间、气味以及量。如果出血大于月经量，或有恶臭气味，伴有发热、腹痛等情况就需要及时去医院就诊。

新手妈妈的情绪调整也非常重要。由孕期万千宠爱于一身的女王，转变成了每天不分昼夜哺乳的新手妈妈，产妇的情绪多少会有波动，加之还要面对自己身材发福、身体不适，更是多重打击！因此，在这个特殊时期，家人要加倍关心新手妈妈，帮助其调整好情绪，顺利度过产褥期。

剖宫产与顺产相比，产妇需要特别注意避孕问题。剖宫产的妈妈建议避孕两年。这是由于子宫上的瘢痕一般需要两年左右的时间才可以承受再次妊娠，若短时间内再次妊娠，不仅增加了切口妊娠的风险，做流产也容易发生出血。哺乳期即使不来月经也会有怀孕的可能，所以产后避孕这件事一定不能大意。

如何提升产后生活的幸福感

充分利用纸尿裤和睡袋

讲述一位二胎妈妈两次坐月子的经历吧。第一胎的时候虽然有纸尿裤了，但为了避免孩子红屁股，这位妈妈一直坚持给孩子用尿布。仅仅是换尿布、洗尿布就让这位妈妈累得够呛。到了第二胎，妈妈给孩子使用了纸尿裤，省去了妈妈很多工作，大大提升了幸福感。这里提醒大家，新生儿的皮肤比较娇嫩，容易红屁股，所以在使用纸尿裤的时候最好勤更换。

当用湿纸巾擦拭宝宝的小屁股后，要让皮肤自然晾干或者用干纸巾再擦一下，目的是保持小屁股的皮肤干燥，这样就能有效避免出现红屁股。如果妈妈偏爱使用尿布，那么建议白天使用尿布，晚上最好还是使用透气性好的纸尿裤。晚上既喂奶又换尿布，妈妈们根本无法得到充分休息。

一个合适的睡袋，既能起到保暖的作用避免宝宝着凉，也能让妈妈放心休息。

忙不过来，准备些速食和健康的外卖

如果家里只有妈妈一个人照顾孩子，可以提前准备一些速食，如奶粉、燕麦片、豆浆、黑芝麻糊，或是速冻包子或水饺，当然也可以根据自己的口味点一些健康的外卖，这样就节约了妈妈做饭的时间，让妈妈可以更好地休息。

产后尽量不要让自己太累

女人都善于勤俭持家，但是产后这段时间，我认为有必要在花钱上"狠"一点，尽量不要让自己太累，有些问题可以通过必要的消费解决。如果夫妇双方太过忙碌，老人又比较年迈，可以请一位育儿嫂帮助照顾宝宝；

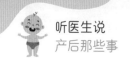

如果老人帮忙照顾宝宝，可以在家附近为老人租个房子，这样老人住得舒服，也会减少老人和年轻父母之间由于宝宝养育问题产生的摩擦。

抚触、洗澡、洗衣服等量力而行，保证自己和宝宝健康最重要

很多新手妈妈对自己的要求非常高，每天坚持为宝宝做抚触，宝宝稍一出汗就赶紧为他洗澡，宝宝的衣服都要自己手洗……生怕自己哪里做得不好而亏欠了宝宝，结果就是自己疲惫不堪。

如果家里有人可以帮助妈妈一起养育宝宝，有比较充裕的时间和条件来做这些事情，那就去做。如果是妈妈一个人照顾宝宝，那么有些事情就应该量力而行。在产后的这段时间，一定不要太过追求完美，妈妈和宝宝的健康最重要。可以考虑每天晚上等爸爸回家一起为宝宝做抚触；宝宝出汗了可以及时为他擦拭，不必一天洗几次澡；宝宝的衣服可以交给洗衣机，妈妈没必要手洗，节省下的时间，妈妈可以多陪伴宝宝，也可以多休息，促进身体的恢复。

宝宝护理
锦囊

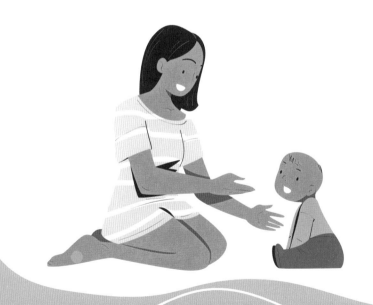

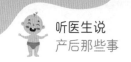

如何安抚哭闹的宝宝

俗语说："孩子见了娘，有事没事哭一场，太阳上墙，娃儿找娘。"孩子哭闹大多是缺乏安全感。子宫是一个无光、无声、温暖的地方，宝宝蜷缩在这个狭小空间里很是安全。但他从出生的那刻起，所有的环境都变了。有些宝宝起初可能希望得到频繁哺喂，特别是在刚出生几天的夜里，因而会经常哭闹，妈妈们不要太焦虑，这很正常。月子里的宝宝哭不一定是代表饥饿，还有可能是没有安全感，对现在的环境并不适应，这时妈妈要和宝宝多说话，给宝宝唱歌或者多抱抱宝宝，情感的交流可以帮助宝宝更好地适应环境。

需要注意的是，在宝宝大哭时不要喂奶，要等到宝宝不哭了再喂。哭的时候，宝宝的舌头并没有伸出来，那时乳头含的比较浅，容易导致妈妈乳头疼痛。在宝宝情绪不好时，利用声音（如拨浪鼓、摇铃等）转移下他的注意力也是不错的选择。我们要学会利用语言、玩具等手段让宝宝的情绪稳定下来。

请记住，宝宝不是在孕妇学校课堂上的那个假娃娃。他是一个会哭会闹、有情绪和情感的人，虽然他只会用哭声来表达他的想法，但大人不能忽视他的感受。安抚刚出生的宝宝，其实正是一个家人和宝宝彼此了解的过程，请用心体会他们的哭闹，了解他们的所想，重视他们的感受。

宝宝缺乏安全感，会频繁地吃奶、找妈妈，部分妈妈发现上班以后孩子晚上吃奶的次数会增加，其实他是在通过这种方式寻求妈妈的爱。有一位妈妈由于工作关系出差了一段时间，把孩子留给爸爸和老人照顾，回来之后发现孩子频繁吃夜奶而且睡得也不如之前安稳，后来分析认为这些都是孩子缺乏安全感的表现，因为他认为他最亲爱的妈妈离开了。

回想起自己被需要的亲子时光，感觉是很美好的。记得我产后刚开始上班时，能明显感觉到孩子的安全感在下降。在他的世界里，妈妈就应该无时无刻陪伴他，我一下班他就黏着我吃奶，其实他并不是饿了，只是他不舍得我和他分开。可见，孩子是多么多么爱我们呀！

孩子的哭声能够传达哪些信息

曾经一位产后 50 多天的妈妈告诉我，她产后特别怕孩子哭闹，担心孩子哭闹会把肚脐"哭坏"了，所以只要孩子哭，就给他喝奶粉，从此孩子就产生了乳头混淆，再也不吃妈妈的乳头了。

事实上，只有出现脐疝时，医生才会嘱咐不能让孩子长时间剧烈哭闹。所以，正常的宝宝是不会因为哭闹而"哭坏"肚脐的。

另外，还有部分婴儿会表现为持续性哭闹，这种现象被称为肠绞痛，目前病因及发病机制尚不明确，以女婴多见。可以利用"333 理论"判断婴儿的哭闹是否属于肠绞痛，即一天中剧烈哭闹时间可能共达 3 小时；一周内可能发作 3 次，多出现在傍晚和夜间；发作时婴儿腹较胀、肌紧张、腿部弯曲向腹部，症状一般在 3 个月后消失。很多人看到孩子哭闹，就认为是饿了，需要立即喂奶！对于肠绞痛，医生通常建议适当减少喂奶次数。

孩子哭闹，既可能是困了、饿了、拉了、尿了、不舒服了，也可能是求安慰、要抱抱等。孩子一哭就喂，很可能引发过度喂养问题。哭是婴儿与大人沟通的唯一方式，所以我们一定要找到孩子哭闹的真正原因，而不是简单地一哭就喂。

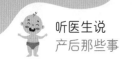
如何应对"一放就醒"的宝宝

很多妈妈会遇到这种问题：宝宝在怀里明明睡得很好，但是一放到床上就醒了。出现这种情况，常见的原因是妈妈抱着宝宝坐着喂奶，等宝宝睡着了再将他放在床上。

其实我们可以换一种思路，妈妈可以躺着喂奶，宝宝躺在妈妈身边，吃饱了、睡着了也无须移动。这样做不仅不会出现"一放就醒"的问题，还可以避免妈妈长时间坐着喂奶的腰痛问题。

在这里，我还要和大家介绍一种"放下宝宝不醒法"。准备放下宝宝之前，大人先要调整自己两只手的位置，以保证放下宝宝后自己容易抽手。放下宝宝时，一定要先放下宝宝的屁股，当宝宝的屁股碰到床后，顺势换手去接宝宝的脑袋，然后再慢慢放下。刚放下时，大人可以用手掌按压一下宝宝的手或胸部以帮助宝宝稳定下来。还要注意的是，要等宝宝睡熟后再放下，这样成功的概率更高。

温馨提示：轻轻抬高一下宝宝的胳膊，如果发现宝宝的胳膊是软软的，那就可以基本确定他已经进入深度睡眠状态了。

为什么有的孩子爱哭闹，有的孩子很安静

每个人都有着自己的脾气和个性，有的人脾气急躁，有的人温文尔雅，这其实就是心理学上的一个概念——气质。

在心理学上，气质被概括为是受个体生物组织所制约、不依活动目的和内容为转移的典型、相对稳定的心理活动的动力特征，如一个人情绪反应的强弱或速度。有关气质学说可以追溯到古希腊。古希腊学者希波克拉底最早

将人分为四种类型——多血质、胆汁质、抑郁质和黏液质。孩子与成人的气质分类略有不同，比较有代表性的是由托马斯 - 切斯提出的三类型说，通过研究比较将孩子的气质分为三种类型。

分类特征	容易型	迟缓型	困难型
活动水平	变动	低于正常	变动
规律性	非常规律	变动	不规律
注意分散程度	变动	变动	变动
接近或逃避	积极接近	起初逃避	逃避
适应性	强	弱	弱
注意广度、坚持性	高或低	高或低	高或低
反应强度	中等或中等偏下	很弱	强
反应阈限	高或低	高或低	高或低
心境质量	积极	消极（低落）	消极（烦躁）

如何针对性地抚养不同气质的孩子

接下来以托马斯 - 切斯提出的三种类型说为基础，探讨如何养育不同气质类型的孩子。

容易型

父母会为孩子生活有规律，情绪愉悦，易于接受和适应新环境、新食物、新要求，易于教养而感到高兴。这类孩子往往对各种教养方式都比较适应，容易与父母建立和谐、稳定的亲子关系。这种适应性也会导致一些行为问题的发生，如这类孩子在早年容易接受并适应父母的期望和管教标准，并

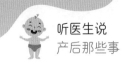
将它们内化为自己的期望和规则系统。这样当他们走进幼儿园或同龄人的世界时，就会发现新环境中的要求和规则与他们在家庭中习得的行为模式有出入。如果这两种要求间的冲突十分严重，则孩子会陷入进退两难、无所适从的境地，从而导致行为问题的发生。父母不能因为这类孩子随和、好带就漫不经心，否则会延误他们的发展。父母应该一如既往地给予这类孩子关爱和重视，使他们的情绪更加愉快，行为更加积极。

困难型

这种类型的孩子似乎一开始就给毫无育儿经验的父母出了些难题。这时父母首先应该摆正心态，既不能认为是自己的失职而感到惭愧不安，也不能责怪孩子、怨恨孩子对自己过多的要求以及由此而产生的负担。父母应该积极面对育儿过程中的难题，为孩子提供耐心的、循序渐进的、重复的指导，如适应孩子没有规律的生活状态、掌握一定的技巧来应对易烦躁和爱哭闹的孩子。需要注意的是，在教育孩子时，父母的观点要保持一致，不要经常斥责、惩罚孩子，经常性的斥责和惩罚往往会使孩子表现得更加烦躁、易怒，从而使养育变得更加困难。

迟缓型

这种类型的孩子适应新环境能力低、速度慢的特点容易让父母走向两个极端。一些父母会把孩子的逃避反应当成是"胆怯"或"无能"，因而会强迫孩子去迅速适应新环境，这样的结果会让亲子关系日益紧张，并影响孩子多方面能力的发展；还有一些父母会相应地采取过度保护措施，试图不让他们去适应新环境，这样也会影响亲子关系及孩子多方面能力的发展。父母要创造机会让这类孩子多尝试，适应新环境，积极地暗示和鼓励是这类孩子适应新环境的"原动力"。这类孩子需要一个没有压力的自由"空间"，父母要有耐心，不要给孩子施加压力，让孩子在新环境中慢慢活跃起来。

有一些年轻父母认为，既然孩子的气质是"天生"的，不同气质各有利弊，那么不如听天由命算了。还有些年轻父母喜欢在心中"塑造"一个理想的孩子的"模型"。在孩子降生之后，当他们真正面对一个鲜活的小生命时，却发现了"理想"与现实的差距。真实的孩子有可能如父母所愿，但更有可能另具特点。

对于不同气质类型的孩子，父母应该坚持气质教育的实战对策：顺乎天性，导之有方，充分尊重孩子的气质，既不能"听之任之"，也不能"强制塑造"。父母应该理解孩子的气质特点，接受并尊重孩子的天性，提出合理的期望、要求，寻求适合孩子天性的个性化教养方式，实施针对性的教育引导。这样做，既有利于完善孩子的性格，促进孩子早期心理健康发育；也有利于年轻父母消除育儿焦虑，树立自信的教养信念，形成融洽亲密的亲子关系。

为什么要让大宝为二宝的出生做好准备

有了二宝后，大宝的情绪变得不稳定是很多妈妈产后的苦恼。妈妈应该重视大宝的感受，多陪伴他，不要让他觉得有了弟弟或妹妹妈妈就不爱他了。二宝的出生，自然会分走本属于大宝的陪伴和爱，所以这个时期要重点照顾大宝的情绪。如果此时妈妈的精力不够，可以让爸爸多分担，总之不能冷落了大宝。

在二宝诞生前，父母要跟大宝做好沟通，充分的沟通与示范能减少后期兄弟姐妹的嫉妒，为营造良好的家庭氛围奠定基础。

值得注意的是，如果大宝在3岁以下，要关注他们的心理变化。父母首先需要在怀孕时跟大宝沟通，告诉他们妈妈肚子里是你的弟弟或妹妹，是家庭的新成员，未来会和大家一起生活、一起玩耍，多让大宝抚摸肚子，跟二

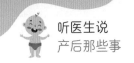
宝说说话。

在二宝出生后，尤其是第一个月内，需要计划出时间单独陪伴大宝，让他知道妈妈的爱没有因为二宝的到来而远去。在抚养二宝的同时，多鼓励大宝模仿大人做些力所能及的照顾工作，如倒水、扔纸尿裤等，对大宝表现出的正面行为要及时给予表扬。如果大宝不小心欺负了二宝，父母态度要温柔而坚定，告诉大宝目前二宝还很小，没办法和他一起玩，在陪伴二宝时需要温柔一些。

大宝哭闹时父母要注意安抚，要理解这是他因为跟母亲分开而产生的焦虑或抑郁表达，多用转移视线的方法缓解矛盾，尽量避免当面呵斥，有时候给大宝准备些他喜欢的玩具也能起到很好的效果。

孩子出生后父母一定要亲自抚养吗

很多年轻的父母因为工作原因无法陪在孩子身边，一般是老人带孩子，计划等孩子大一些再接到身边给他提供更优越的成长环境；还有些父母把照顾小孩的责任直接丢给父母或保姆。这种行为，不但不利于孩子的成长，而且作为父母，也错过了与孩子建立亲密关系的最关键时期。

孩子和父母的这种复杂和深沉的关系，心理学上叫作"依恋"。在孩子出生后一直到三岁前，是形成依恋的关键时期。孩子哭泣时父母的轻声安慰；孩子饥饿时母亲柔软的哺喂；孩子困倦时父母的温柔安抚，是孩子最安全、最美好的回忆，而这些就是孩子对父母依恋的最原始的记忆与情感积累。一旦孩子过了3岁，很难再形成深厚的依恋关系。这种依恋关系影响孩子与父母的亲近感，也是将来孩子是否愿意听取父母意见的基础。很多在3岁后才回到父母身边的孩子往往表现为难以管教，而且很难培养出与父母稳定的依恋关系。

因此对于父母来说，在孩子出生后尽可能和他生活在一起并给予其照顾是非常重要的。

有哪些针对新生儿的分类方法

按照胎龄分类 ①足月儿：孕 37 周到孕 42 周出生的新生儿；②早产儿：在孕 37 周前出生的新生儿；③过期产儿：在孕 42 周或之后出生的新生儿。

按照出生体重分类 ①正常出生体重儿：出生体重为 2 500 ~ 4 000g；②低体重儿：出生体重 < 2 500g（其中极低体重儿的出生体重 < 1 500g，超低体重儿的出生体重 < 1 000g）；③巨大儿：出生体重 > 4 000g。

按照出生体重与胎龄关系分类 ①适于胎龄儿（出生体重在同胎龄平均体重的第 10 ~ 90 百分位，即 P_{10} ~ P_{90}）；②小于胎龄儿（< P_{10}）；③足月小样儿（胎龄已足月，出生体重 < 2 500g）；④大于胎龄儿（> P_{90}）。

什么是正常足月儿 正常足月儿的体重在 2 500g 以上，身长 50cm 左右，头发分条清晰，全身覆盖胎脂，无胎毛，耳郭明显、软骨发育良好，乳腺有结节，指甲长过指端，足底纹明显。

新生儿的正常生理现象有哪些

①头位出生的宝宝头皮水肿（先锋头）；②腰骶部及臀部的胎记，被称为"蒙古斑"，通常在幼年时会逐渐消退；③新生儿生理性黄疸，通常在出生 1 周内自行消退；④鼻尖的粟粒疹；⑤上皮珠，通常在牙龈切缘及硬腭中线近旁出现，为白色小珠，勿挑、勿捏，因为任何一个伤口都有可能引起致

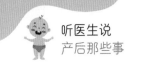

命的新生儿败血症；⑥增大的乳腺和假月经，主要是受到母体雌激素影响所致。

此外，刚生出来的宝宝由于肺尚未完全扩张，换气功能不够完善，周围皮肤血管灌注不良可引起一过性青紫。这种情况也是正常的，但不会持续很久。如果发现宝宝在温度适宜的环境下出现四肢发青且无法缓解，一定让新生儿科医生进一步查看。

什么是高危新生儿

作为新手父母，如果母亲或宝宝存在以下情况，则宝宝会被判定为高危新生儿，需要进行重点照护。

母亲在孕期存在高危因素　如年龄＜16岁或＞40岁；有慢性疾病，如糖尿病、慢性肾脏疾病、心脏病、高血压、贫血、血小板减少症等；羊水过多或过少；妊娠早期或晚期出血；感染等。

出生过程存在高危因素　如急产或滞产、胎位不正、臀位产、胎膜早破（＞18小时）、羊水粪染、脐带过长（＞70cm）或过短（＜30cm）或被压迫、剖宫产等。

胎儿和新生儿存在高危因素　如早产、过期产、多胎、胎儿心率或节律异常、有严重先天畸形、Apgar评分＜7分、出生时面色苍白或青紫、呼吸异常、低血压、出血等。

如何护理正常足月儿

母乳喂养　母乳是最适合新生儿的食物，母乳不仅能提供免疫因子、激素、溶菌酶和活性肽等，而且母乳中钙的吸收率也比较高，这些营养成分能够帮助新生宝宝减少过敏性疾病及感染性疾病风险，健康成长。出生后的前3个月是宝宝人生中生长发育最快的时期，在此期间纯母乳喂养的足月新生儿体重增长 2 000 ~ 2 400g，身长增长 5.9 ~ 13.8cm。

母乳在胃内排空时间一般为 2 ~ 3 小时，宝宝吃完奶后可睡相应时长甚至更长时间就证明母乳量较充足。

美国儿科学会判断母乳情况的方法如下：每天哺乳 8 ~ 12 次；每次哺乳至少排空一侧乳房；哺乳时能听见宝宝的吞咽声；出生 2 天内的宝宝每天至少排尿 1 ~ 2 次，排便 3 ~ 4 次（每次大于 1 汤匙的量）；从第 3 天开始，宝宝每天排尿 6 ~ 8 次，黄灿灿的母乳便便可能 4 ~ 10 次。

尿量　新生儿在生后 12 ~ 48 小时，无论摄入多少，尿量一般很少，每小时 0.5 ~ 3mL/kg，大多数新生儿在生后 24 小时内会排尿，如生后 24 小时内未排尿或 24 小时后每小时尿量 < 1mL/kg，需要注意是否存在异常情况。对于高危新生儿需每天监测尿量、体重，记录 24 小时出入量。

胎便　如果生后 36 小时胎便仍未排出，就应该积极寻找原因，及时干预。

睡眠　宝宝出生后，大多数时间就是在吃奶和睡觉。如果宝宝吃了一会儿奶就睡着了，但半小时或一小时又醒了，说明母乳量可能不是很充足。

要不要给新生儿喂水

母乳便捷，温度适宜，母乳量随哺乳次数及吸吮强度而增减，可自然调节，是婴儿天然的食粮。母乳不易喂养过度，较少发生婴儿肥胖症。母乳中80% 是水，所以纯母乳喂养的宝宝可以不再额外补充水分，因为喝多了水会减少乳汁的摄入，造成营养物质摄入减少，影响宝宝的生长发育。当然，如

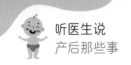
果存在环境闷热，宝宝出汗多、吐泻等特殊情况，可在医生的建议下于两顿奶之间适当喂水。

需要为婴儿挤乳头吗

老一辈人认为给新生儿挤压乳头，可以避免女孩子成年后乳头内陷，这是毫无科学依据的，反而可能会因为过度挤压造成组织损伤，细菌侵入引起感染，甚至发生败血症，危及新生儿生命。宝宝在妈妈肚子里时，受母亲体内雌激素的影响，出生后或多或少会表现出乳房肿胀，这是正常的生理现象，不要干预。一些刚刚出生的女婴还会有少量类似月经的阴道出血，这也是正常的，一般 2～3 周自行消退，不需要特殊处理。

需要给宝宝补充哪些营养素

虽然母乳优势众多，却也有不足之处，如维生素 D、维生素 K 和铁的含量不足。从出生后第 3 周开始，宝宝需要每日补充维生素 D 400U，至 2 岁甚至更久。《2016 全球共识建议：营养性佝偻病的预防与管理》建议补充预防量的维生素 D，孕妇、乳母每日补充 800～1 000U；儿童出生至 18 岁每日补充 400～800U；早产儿出生后 3 个月内每日补充 800～1 000U，3 个月后每日补充 400～800U。

很多妈妈在怀孕期间就对维生素 D 有所了解，并在医生的建议下每日补充，生完娃也应该坚持这个好习惯，继续补充，只有妈妈身体健康，才能更好地照顾宝宝。

新生儿需要进行哪些检查

出生后 72 小时至 7 天，在充分喂养后需要采集宝宝的足跟血进行新生儿疾病筛查。此外，新生儿还需要接受听力筛查。在出院前，儿科医生会每天为宝宝监测经皮胆红素水平，以便及早发现病理性黄疸，及早干预。

此外，新生儿在出院前还需要接受必要的预防接种，如出生第 1 天的乙肝疫苗和第 3 天的卡介苗。

产后
常见问题

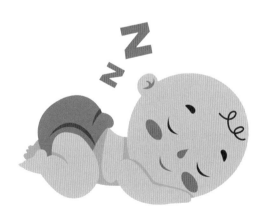

产后 42 天检查的内容和注意事项

产后 42 天检查的内容 目前，产后 42 天检查的常规内容包括：血常规、尿常规、妇科检查、妇科彩超、盆底筛查。如果产妇有特殊情况，如高血压、糖尿病、甲状腺疾病等妊娠期合并症，还需要有针对性地检查血压、尿蛋白、血糖或者甲状腺功能。血常规、尿常规主要用于检查产妇是否存在贫血和感染的情况，据此指导下一步的治疗。妇科检查的重点是查看伤口愈合情况以及宫颈情况，同时检查是否存在阴道炎等情况，此外还可以对盆底功能有所了解。妇科彩超的检查重点是看一下宫腔有没有残留、子宫是否复旧到正常、有无肿瘤等。盆底筛查主要是检查盆底肌肉、筋膜、韧带的恢复情况。

现在很多妈妈营养过剩，分娩的孩子比较大，这就增加了难产的概率，导致盆底组织损伤。另外，分娩后的严重便秘、不恰当的体育锻炼、长时间负重站立、抱孩子等均会导致腹压增高，也会造成盆底组织损伤，进而引起子宫脱垂。如果在产后 42 天及早地行妇科检查就能够发现早期的子宫脱垂并进行针对性治疗。

产后 42 天检查的注意事项 妈妈去医院做产后检查时，记得要穿分体、宽松、好穿脱的衣物，这是因为妇科检查和妇科彩超检查都会涉及穿脱衣服。身着连体衣或是塑身衣来做检查，往往会给妈妈带来很多不便。

产后女性通常多久恢复月经

有两种对月经的解释令我印象深刻。

一种是幽默的说法，子宫内膜长啊长，长到足够厚就可以怀孕了。卵巢排了一颗卵，要是恰巧在输卵管里遇到精子，则形成受精卵。当受精卵游啊游，着床到了厚实的子宫内膜里，月经就不会来了。要是卵子没偶遇精子，那叫一个郁闷啊，只好"边走边吐血"，于是形成了月经。

另一种是感人的说法，也是我迄今听到的对月经最温情的解释了。"我们每个月剥脱的子宫内膜就像是孩子的温床，每个月妈妈都为你准备着，铺好被褥、床单，等待着你的到来。假如你不来，这个温暖的小床就破碎了，被排出体外，下个月妈妈会重新准备，一直等到一颗温柔的卵子和一颗勇敢的精子浪漫地在输卵管里结合成受精卵，然后定居到这张妈妈早已准备好的小床。"

女性通常在产后半年到一年恢复月经，当然也有一些女性出了满月就来月经，这是因为每个人的身体情况不一样，所以月经复潮的时间也不一样。这里需要提醒的是，无论来不来月经，女性都要注意避孕。

为什么大部分女性在哺乳期不来月经

频繁地哺乳会刺激下丘脑产生催乳素，抑制促性腺激素的分泌，进而抑制女性排卵和月经恢复。如果女性频繁地哺乳，通常恢复月经的时间较晚；如果女性哺乳不够频繁，通常恢复月经的时间较早。

不哺乳的女性一般在产后 6 ~ 10 周月经来潮，在月经来潮之前通常已经排卵，所以说即便没有恢复月经，女性也要注意避孕。

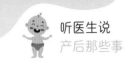
什么是适合产后女性的避孕方式

产后避孕最推荐的方式是使用避孕套。哺乳期女性的子宫比较软，放置宫内节育器容易引起子宫穿孔等并发症。

有的妈妈会问，"医生，一次没避孕会怀孕吗？需不需要吃紧急避孕药呢？"在这里和大家分享一下自然避孕法（哺乳避孕），如果满足以下全部条件，则怀孕的概率极小（2%）；如果有任何一条不满足，意外怀孕的可能性就比较大，需要采取其他避孕措施。

1. 孩子不满 6 个月。

2. 孩子仅依靠乳汁或是偶尔添加一些非乳类食物。

3. 产后未恢复月经。

4. 本人或孩子生病时，仍然坚持母乳喂养。

产后恶露干净后又出血是怎么回事

有些妈妈产后恶露明明已经干净了，却又开始出血，是恢复月经了吗？这可不一定。有个俗语叫"洗满月"说的就是这种情况，说的是有些女性在产后头一个月后或者 42 天以后出现一次血，大约一星期内就干净了，不超过月经量，之后的一段时间内由于体内激素水平原因而不来月经。

产后由于催乳素水平比较高，很容易出现产后月经失调、内分泌紊乱，有些妈妈一个月有两三次出血，有些半年一年才恢复月经。应该如何判断出血是不是月经呢？要观察，等一个月左右，如果一个月后又出现出血，时间和出血量与既往月经情况差不多，就是恢复月经了；如果一个月后没有出血，说明不是月经。

如果出现淋漓不断的反复出血，出血时间大于 7 天，或超过月经量，就要去医院检查。需要检查的项目包括：①妇科检查，了解阴道和宫颈情况；②彩超，了解子宫复旧情况及有无宫腔残留；③血常规，了解有无贫血或感染；④血人绒毛膜促性腺素，以排除妊娠及妊娠滋养细胞疾病等。

有些中药具有行气活血的功效，长期服用有可能导致恶露不断。排除其他疾病，考虑是产后内分泌失调和子宫复旧欠佳所致时，可在医生的指导下选择可以在哺乳期服用的药物进行治疗。

哪些妈妈容易出现子宫复旧不良

正常恶露有血腥味儿，但无臭味，一般持续 4~6 周。如果产后女性出现恶露增多、持续时间长并伴臭味的则多为宫腔内胎盘或胎膜残留或合并宫腔感染。在产后 42 天随访时，有些妈妈的彩超会提示子宫复旧不良，而这种情况常见于分娩巨大儿、剖宫产术后、宫腔残留、双胎、产褥感染或没有母乳喂养的女性。如果出现子宫复旧不良，可在医生的指导下服用药物并按时复查彩超以了解子宫复旧情况。

产后阴道排出黄色分泌物是阴道炎吗

产后随子宫内膜脱落，含有血液、坏死蜕膜等的组织经阴道排出，称为恶露。恶露是按血性恶露（持续 3~4 天）、浆液性恶露（持续 10 日左右）、白色恶露的顺序逐步过渡的。白色恶露并不是白色而是呈现出黄色，之所以将其命名为"白色恶露"，是因为其中含有大量白细胞。很多女性将白色恶露误以为是阴道炎，其实不然。倘若产后阴道排出黄色分泌物，但未伴有外

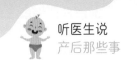
阴瘙痒、红肿等症状，一般不要轻易按照阴道炎进行治疗；若确实伴有外阴瘙痒等症状，则要先去医院检查后再由医生决定是否需要治疗。

产后如何预防阴道炎

女性在一生当中都可能会得阴道炎，产后女性患阴道炎的概率可能会更高，这大多是由于雌激素水平比较低导致的，同时与经常使用产褥垫、护垫、卫生巾等不透气的卫生用品使外阴经常处于潮湿状态有关。随着雌激素水平的恢复以及停用上述卫生用品，大多数女性的阴道炎症状会慢慢缓解。因此，只要分泌物不太多，应该尽量少用上述卫生用品，勤更换纯棉内裤就可以了。

阴道炎也会由于反复过度清洗，导致阴道内菌群失调引起。这里提醒大家，凡事都得有个度，过度清洗也会适得其反。

为什么产后阴道口会有气体排出

有些产后妈妈的阴道口会有气体排出，尤其是在快步行走、做倒立动作时或性生活时更明显，很是尴尬。这种情况中医叫作"阴吹"，通常出现在身体虚弱、中气下陷时。分娩后，女性盆底组织多过度伸张而失去弹性，阴道松弛，阴道前后壁不能紧贴而形成空腔，阴道口未闭合，使空气进入阴道内，进而出现这种情况。此外，阴道炎也可能导致这种情况的发生，因此需要去医院检查，针对病因进行治疗。

侧切伤口可能出现哪些问题

可吸收线未吸收　侧切伤口的可吸收线如果没有吸收，会引起各种不适，产妇往往会坐卧不安，严重者需要去医院拆除缝线。由于外阴处的血液循环丰富，侧切伤口一般三五天就能长好。但每个人体质不一样，有的人缝线反应比较重，容易出现缝线不吸收、往外冒线疙瘩、表皮瘙痒红肿等情况，有的人是瘢痕体质，所以一旦发现侧切伤口有问题，一定要去医院就诊。

需要提醒的是，伤口的愈合受到多种因素的影响，千万不要一看到侧切伤口有问题就怀疑是医生没有缝合好。

侧切伤口偶尔疼痛　虽然侧切伤口一般三五天就能长好，但是想要完全没有任何疼痛不适的感觉，还是需要一段时间。每个人对疼痛的敏感性不一样，如果超过三五日还是感到伤口疼痛，可以继续观察，但不必过于担心。当然，如果疼痛感越来越强烈，或出现其他情况，则建议去医院就诊。

侧切伤口裂开　侧切伤口裂开，一般不需要重新缝合，产后 10 天宫口闭合以后，则可以使用 1 ∶ 5 000 的高锰酸钾溶液温水坐浴。

具体方法如下：把晾凉的开水倒入盆中，加入 1 ∶ 5 000 的高锰酸钾溶液。高锰酸钾如果使用不当会造成不良反应，所以使用时要慎重，浓度千万不要过高，否则会有腐蚀作用。长时间坐浴要提防盆腔脏器脱垂，可以买个坐浴专用的凳子，最多坐浴 30 分钟。

剖宫产术后伤口可能出现哪些问题

在剖宫产术后第 2 天及出院前，医生会对切口进行常规换药以便发现问

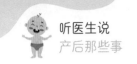
题。切口常发生的问题有脂肪液化、切口感染、切口裂开等。引发这些问题的常见原因有肥胖、感染、高血糖、低蛋白、严重贫血、缝线反应等。一般术后 7 天内是发生上述问题的危险期；术后 7 天后风险则会降低些，但并不是表示不会再发生任何问题了。曾有一位妈妈已经剖宫产术后第 10 天了，大中午的被家属抬到医院来，说产妇切口疼痛的走不了路。我打开纱布检查，一大包脓液从切口中涌出来，只好立即拆除缝线引流。其实切口裂开并不是突然发生的，可以通过观察发现细微的进展变化。通常刚开始，切口周围的皮肤会出现发红、发硬、刺痒等，然后会有少许黄色或血性液体从切口渗出，伴轻微疼痛；渗液可能逐渐增多，疼痛加重或伴发热，周围的皮肤按下去会有波动感。出现以上情况，都应该提高警惕及早就医。

需要提醒的是，术后要避免剧烈咳嗽、用力排便等使腹压增高的动作，这些都是导致切口裂开的高危因素。竖切口的剖宫产妈妈尽量不要久坐，因为竖切口与横切口相比张力较大，且位置偏高，加之产后腹部组织松弛，久坐时不利于切口恢复。

瘢痕痒痛　剖宫产术后的瘢痕在阴天下雨时会出现发痒、轻微疼痛感，这是正常的瘢痕反应，是在手术过程中神经和组织受到了牵拉损伤导致的。这些不舒服的感觉一般会随着时间的推移逐渐消失。

产妇月子里能不能用眼

有些地方的习俗是产妇在月子里绝对不能看书、看电视、做针线活等，但凡用眼睛了，年纪大了就容易眼花。产后身子虚，少用眼、多休息，固然是有好处的，但也没必要走极端完全禁止，否则除了吃饱、睡觉、照顾孩子外，产妇不能尝试任何娱乐活动，很容易引起心理问题。产妇在月子里是可以看书、看电视、玩电脑或者手机的，但要注意科学用眼。建议产妇不要躺床上看书、玩手机，也不要在黑暗中看电子产品，每次最好不超过半小时。产后女性雌激素水平比较低，比较容易患眼干燥症，所以要注意劳逸结合、合理用眼，每隔一段时间就应该起身走走，运动一下，看看远处等。

产后多久可以过性生活

分娩 42 天后，如果恶露干净了，也没有伤口疼痛、阴道出血等情况，就可以考虑开始性生活了，当然最安全的同房时间是在产后 3 个月。在产后 42 天到产后 3 个月这一期间，可以进行拥抱、爱抚等边缘性行为，既可以增加夫妻感情、尝试同房以外的亲密方式，又可以给敏感组织更多的愈合时间。第一次产后性生活时，女性阴道黏膜通常比较干涩菲薄，男性一定要温柔一些，可以适当用些润滑剂以免引起出血和疼痛。

产后彩超提示宫腔积液、盆腔积液怎么办

宫腔积液　剖宫产术后彩超提示宫腔积液，其实是很常见的。大多见于宫口未开、直接行剖宫产术的妈妈，也可见于产后活动量少、液体未排出时。若是没什么症状，只要适当活动，大多宫腔积液能自行排出。如果产后三个月复查仍有很多积液，考虑宫颈口粘连，则医生会根据情况给出进一步的治疗意见。

盆腔积液　没有症状的盆腔积液不需要过度治疗。正常人腹腔内都会有些液体，这些液体能起到润滑和保护内脏的作用；而盆腔是腹腔里的最低处，站立或体位改变时液体自然就积聚在盆腔形成盆腔积液。此外，女性在排卵期或月经期，盆腔积液也会略有增加。少量的盆腔积液大多可自行吸

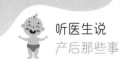
收，所以单纯的盆腔积液并不需要太在意。如果是盆腔炎引发的积液或肿瘤性积液，通常积液量会较多，有时在 100mL 以上，则需要去医院就诊。

产后脱发怎么办

很多妈妈形容产后的自己"秀发去无踪，头皮更出众！"产后脱发是很多妈妈的烦恼。产后脱发是比较常见的情况，别太着急，有颗平常心最为重要。如果脱发严重，也可以尝试下面的办法改善。

1. 生活作息正常、饮食均衡，必要时补充复合维生素或 B 族维生素。

2. 不要天天洗头，最好 1 周洗 1 ~ 2 次。

3. 用梳子梳头可以起到按摩头皮的作用，还可以配合使用生发精油，有利于改善头皮和发根的血液循环。

4. 产后脱发一般持续半年到一年，如果超出时间还在脱发，或者脱发程度很严重，建议去医院就诊。

妊娠纹能否去除

如果孕期体重管理不好、太过肥胖，皮肤的胶原纤维断裂了就会出现妊娠纹，当然也和个体的皮肤弹性有关。有的妈妈生两个宝宝都没有一点儿妊娠纹，有的妈妈生一胎就出现很多妊娠纹。妊娠纹不一定只有怀孕才会长，不只是女性会长，在体重暴增时男性和女性都会出现，而且不一定长在肚皮上，腰上、大腿上、乳房上、双臂上……都有可能出现妊娠纹。

目前没有彻底消除妊娠纹的办法，但是随着时间的推移，妊娠纹慢慢就会淡化，不再那么影响美观了。所以对于妊娠纹来说，预防最重要，关键是控制孕期体重在合理范围内。

坐月子能不能吃盐、吃菜、吃水果

在月子里以及哺乳期，除了过敏的食物外，还真没什么需要忌口的食物。医学上用于回奶的是麦芽和芒硝，而我们常吃的食物大多没有回奶的效果。所以只要营养均衡，摄入适量，完全可以开开心心吃起来。

产后可以吃盐、吃蔬菜和水果，而且需要多吃蔬菜和水果才能预防便秘。蔬菜里含有大量的膳食纤维，产后早吃、多吃有利于保持肠道通畅，促进排便，也能够避免痔疮加重。有人认为吃水果太凉了，其实只要不吃刚从冰箱里拿出来的冷水果就可以。女性产后体内要迅速排出多余的体液，会大量出汗，一下子吃太冷的食物容易导致毛细血管收缩，不利于排汗，还会导致胃部不适。实在不放心，可以将水果用温水泡泡，但不推荐把水果煮熟了吃，因为加热的过程会破坏水果中的营养成分。

月子里能不能洗头、洗澡、刷牙

由于以前生活条件不好，家里没有暖气、吹风机等保暖措施，担心妈妈们洗头、洗澡后着凉感冒，才有了月子里不能洗头、洗澡的旧规。现在我们的生活水平提高了，保暖不再是一件难事，顺产后只要产妇体力恢复好了，就可以洗头、洗澡。如果顺产的产妇有侧切，待产后 3 ~ 5 天伤口愈合后就能洗澡了；如果是剖宫产，待产后 7 天左右伤口愈合了，也可以洗澡了，只要注意不要揉搓切口部位就可以了。产妇洗头、洗澡时需要注意保暖，可以提前预热卫生间，只洗淋浴、不洗盆浴，洗后及时擦干身体、穿衣、吹干头

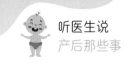
发，喝杯温开水，避免感冒。

有些地方流传着"月子里不能刷牙"的说法。其实月子里不仅能刷牙，还必须刷牙。月子里进餐次数多，如果不刷牙，食物残渣长时间停留，容易导致牙龈炎、牙周炎、龋齿等口腔疾病，所以需要比平常更注意口腔卫生。产妇可以选择软毛或超软毛的牙刷。

月子里能不能开窗通风

有些地方的传统是月子里不能见风，不让开门、开窗，以避免"产后风"。其实"产后风"多指过去接生时无法全面消毒导致的破伤风感染，并不是吹了自然风导致的。现在都是无菌接生，这种情况已经非常罕见了。房间如果长期不通风，会导致空气质量变差、细菌浓度升高，而产妇和宝宝往往抵抗力较低，因为容易生病，在炎热的夏天房间长时间不通风还容易中暑。其实，产妇和宝宝的房间应该定时通风，新鲜和流通的空气不仅有益健康，还会让人心情舒畅，但要避免直接吹冷风和过堂风。产后利用吹风机吹干头发和身体能够避免感冒，是好事，无须因为"怕吹风"而刻意规避。

月子里能不能下床

有些地方的习俗是坐月子吃喝都得在床上，产妇整整一个月不下床。这是非常不科学，甚至是非常危险的事情！产妇的确需要多卧床休息，但绝不是卧床不动。产后身体处于高凝状态，非常容易发生下肢深静脉血栓、肺栓塞，这是非常危险的。月子里产妇需要适当运动，经常下地走走，并在床上多做肢体运动，这样不仅能预防下肢深静脉血栓，还能促进胃肠道蠕动、排气排便和恶露排出，有利于产后恢复。

产后浑身疼痛怎么办

很多妈妈说自己产前浑身疼痛，产后还是浑身疼痛，让自己每天都不舒服。其实，产后疼痛多会在产后 2～3 个月消失，如果超过这个时间段疼痛不消失或是疼痛严重影响了生活，可以去医院就诊。

有很多办法可以帮助产妇缓解疼痛不适，如在盆底康复科进行局部镇痛电刺激、中医理疗、系统康复治疗等。在产后不要长时间保持仰卧位睡眠，多种睡姿交替也有利于缓解产后疼痛。

对于手腕痛的调治，主要是避免负重。抱孩子时手腕要有支撑，哺乳的时候可以采用侧卧的姿势，要注意保暖，避免冷水刺激。

因哺乳姿势不正确和过度劳累导致的腰背痛，注意事项如下：①纠正不正确的哺乳姿势，避免腰部肌肉紧绷；②加强腰背部肌肉力量锻炼，避免过度弯腰；③多食含钙食品，多晒太阳；④适当做家务，少穿高跟鞋；⑤冬季注意防寒保暖；⑥可以在医生的指导下进行推拿按摩或热敷、理疗以减轻疼痛。

如何预防产褥期中暑

如果在夏天，产妇身居室内不通风的环境、包头包脚，穿长衣长裤，使居室大环境及身体小环境均处在高温高湿状态，会导致体温调节中枢功能紊乱，引发产褥期中暑，严重者会出现高热、意识丧失和呼吸循环衰竭，甚至危及生命。

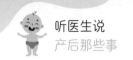
预防产褥期中暑，需要家人及陪护人员破除陈旧观念，做好居室通风，避免室温过高，并为产妇准备适当的衣物，还要能及时识别产褥期中暑的先兆表现。

轻度中暑：产妇体温逐步升高达38.5℃以上，随后出现面色潮红、胸闷、脉搏增快、呼吸急促、口渴等症状。

重度中暑：产妇体温持续升高，达41～42℃，出现面色苍白、呼吸急促、谵妄、抽搐、昏迷等症状，如果未能得到及时救治，则可能于数小时内死亡或遗留中枢神经系统后遗症。

治疗原则：将产妇置于阴凉通风处，脱去产妇过多的衣服，室内温度可降至25℃。及时补充水分及电解质，鼓励多饮凉开水，继而可用物理降温，在头、颈、腋下、腹股沟等处放置冰袋或用退热药。已发生循环衰竭者慎用物理降温，以避免血管收缩加重循环衰竭。经过上述紧急处理后，应及时送产妇去医院抢救。

母乳喂养
常见问题

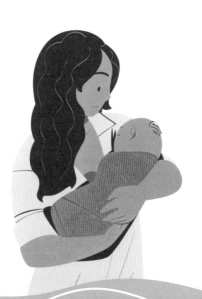

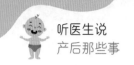
金水银水不如妈妈的奶水

"金水银水不如妈妈的奶水",一句话足以概括母乳喂养的重要性。母乳喂养是最顺乎自然的喂养方式,所以希望妈妈们要尽可能地实现母乳喂养。在刚出生的前半年,母乳可以提供婴儿生长发育所需的全部营养,还可以降低孩子成年后的患病概率。短时间的辛苦,却给孩子带来了一生的健康。一个宝宝受益了,那么一个家庭就受益了;一个家庭受益了,那么他们会将这种益处传递给他人,这将成为一件可以改变未来的事情。

母乳的健康促进效应归功于母乳中存在的多种生物活性因子,使得母乳喂养不仅能够在近期内降低婴儿发生中耳炎、呼吸道感染、尿路感染、胃肠系统感染及坏死性小肠结肠炎的危险,还能降低远期过敏、肥胖等疾病的发生率。研究表明,母乳喂养的婴儿1岁之内猝死综合征的发生率明显降低,认知发育方面也存在一定优势。哺乳对母亲来说也有诸多益处,如能减少产后出血、加速子宫复原、增加哺乳期无月经时间利于避孕、减少乳腺癌和卵巢癌的发病、早日恢复孕前体重以及降低绝经期后发生髋关节骨折和骨质疏松的可能性等。另有研究表明,喂养方式与产后抑郁也有一定的关系,母乳喂养的产妇抑郁发生率较低。

母乳喂养必须重视"三早"

婴儿出生后,只要母子健康,就应尽早做到"三早"——早接触、早吸吮、早开奶。"三早"对于正常哺乳的建立具有重要意义,新生儿娩出后,应与母亲皮肤贴皮肤接触不少于30分钟,这是实现母乳喂养的重要基础。

通常所说的"开奶"是在生完孩子后的48~72小时,但越早开奶,越有利于母乳喂养的建立。很多妈妈认为最初乳汁很少，怕宝宝吃不饱，其实刚刚出生的宝宝胃容量很小，妈妈的乳汁对他而言是足够的。开奶后，宝宝对于乳汁的需求并不会突然增加，妈妈可能会出现涨奶，所以这也是急性乳腺炎的一个高发时期。如果妈妈感到乳房胀痛，需要及时吸出乳汁，避免乳腺炎的发生。这个时期，应该让孩子频繁吸吮乳房，刺激妈妈泌乳。

如何纠正乳头混淆

很多妈妈担心，产后会因为伤口疼痛、汤食跟不上等问题影响哺乳，所以会带着奶瓶去住院。一旦产后头两天没有奶水，就可以先给孩子喂奶粉。其实这样很容易让宝宝产生乳头混淆，有些"固执"的宝宝甚至会因此不吃乳头了。母乳喂养首选亲喂，其次是用替代工具喂妈妈挤出的乳汁。在母乳喂养关系尚未牢固建立前，应该尽量避免用奶瓶、奶嘴喂养。

对于乳头混淆的宝宝，妈妈可以先挤出一部分母乳保留在乳头上，然后给宝宝喂乳头，目的是先让宝宝尝到甜头，让他明白只要用力吸就有奶吃。还可以使用乳旁加奶器。制作方法很简单，准备一个注射器、一根细的小导管（取材于无菌的输液器）和一小瓶冲好的奶粉。把细导管的一头放在乳头旁边，可以用胶布固定好；注射器吸满奶后再和细导管的另一头相连，这样简单的加奶器就做好了。宝宝衔住乳头时，注意要把细导管和乳头一同送进宝宝嘴里，吸吮时家属可以慢慢地推注射器一滴滴给奶，这样宝宝就会觉得妈妈的乳头是有奶的。

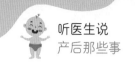

纠正宝宝乳头混淆的经验分享

我妹妹的宝宝出生时身高、体重都比较理想。出生后离开观察室，妹妹就开始了与宝宝的皮肤接触，马上让宝宝吸吮乳房，宝宝很配合，衔接得很好。以下是我妹妹的分享。

第1～2天，宝宝出生后我的奶水来得很快，初乳量还可以，宝宝也很会衔接，奶吃得很好。宝宝醒了我就抱起来喂，吃饱了他在小床上睡得很好。到了晚上，小家伙开始非常黏人，吃完奶放到小床上就哭，得一直让大人抱着。为了让他睡个好觉，我把宝宝抱在自己身边睡，这一觉睡得不错，但早上起来我开始涨奶。

第3天，可能因为第2天晚上喂奶不频繁，早上起来涨奶很严重，乳房硬得像石头。吃奶时，宝宝含了一口就哭，也许是因为乳房太硬，没吃出奶来。再抱起宝宝，他就不往乳头位置靠近了。快到中午，担心宝宝太饿，我就用吸奶器把奶吸出来，用奶瓶喂宝宝，从这时开始，宝宝就不含乳头了。我当时犯了两个错误，一是当时奶瓶自带的奶嘴并不适合新生儿，这是我很久之后才注意到的，不合适的奶嘴应该是造成涨奶过后仍不能实现亲喂的关键原因，也就是导致宝宝产生乳头混淆的原因。二是当宝宝不吃奶时，我没及时吸奶，这也是造成我持续几天涨奶的原因，不但自己很难受，也造成了奶量不足。

第4天，宝宝出生第4天我们就出院了，出发前吸奶出来用奶瓶喂了宝宝。到家后我开始涨奶，但宝宝依然不接受亲喂。这一天宝宝除了早上吃了奶，一直都没吃，到晚上又饿哭了，只好把奶吸出来用奶瓶喂。

第5～8天，我开始尝试用乳头保护罩过渡。第一次不太顺利，宝宝根本不靠近。后来也尝试过用勺子在乳房旁加奶，也不太顺利。接下来几天里，我就尽量多陪宝宝，每次吃奶前先尝试亲喂，在乳头保护罩的帮助下，宝宝能一天配合一次了，这给了我很大信心，但大部分时间宝宝依然不接受亲喂。

第9天，为了纠正乳头混淆，今天大人们达成一致意见，先保证宝宝吃饱，每次喂奶时先尝试亲喂，如果宝宝拒绝再用奶瓶喂。

第10天，突破性的一天。作为妇产科医生的姐姐一直鼓励我坚持亲喂，我按照姐姐的建议尝试用婴儿吸管在乳房旁加奶。我把宝宝抱在胸前，注射器缓慢推母乳到吸管里，母乳流出来，宝宝就可以直接吃到奶。起初小家伙并没有配合好，只是蹭到一点儿奶，多尝试了几次后宝宝晚上开始自己好好吃奶了。

🍼 乳头混淆的可能原因分析和经验总结

1. 给新生儿加奶优先考虑婴儿吸管的方式。若用奶瓶，则购买奶瓶时一定要看清奶嘴适用的月龄，要挑选新生儿奶嘴，否则流量过快会造成宝宝更喜欢省劲儿的奶瓶。

2. 宝宝产生乳头混淆时，妈妈要多陪伴宝宝，一定要有耐心。在保证宝宝吃饱的前提下寻找合适的方法，可以尝试乳头保护罩过渡（尤其是乳头不易被宝宝衔接的情况），也可以尝试乳旁加奶法，找到适合自己宝宝的方式。

3. 在宝宝不配合吃奶的时候，妈妈要注意及时吸奶，保证奶量。

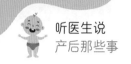

成功母乳喂养是一个家庭的事情

母乳喂养不是妈妈一个人的事情，而是一个家庭的事情。妈妈对自己能够胜任母乳喂养这件事的自信心是母乳喂养成功的基本保证，而这份自信心来源于自身的坚定决心和家人的支持认可。有的妈妈总觉得带孩子是自己一个人的事儿，这种认知是错误的。如果妈妈明白带孩子应该是团队协作的话，那么就会更积极主动地去寻求帮助，而不是一味地抱怨"为什么你们不帮我？"换一种沟通方式，问题会变得更容易解决。妈妈在哺乳中遇到的问题，不单单是乳房的问题，或是孩子和妈妈之间的问题，更深层次地讲是一些社会关系问题。因此，妈妈们要学会交流沟通，统一家庭的养育理念，大家对于养育宝宝这件事就不会感到紧张焦虑了。

瓶喂好还是亲喂好

对于忠实的纯母乳喂养者来说，一谈到奶瓶，就会有诸多顾虑，甚至抱着坚决反对的态度。但凡事都不能太绝对，要根据情况灵活掌握。对于已经发生乳头混淆的宝宝，我们就不能用"一刀切"的方法，而是要指导妈妈循序渐进地实现从瓶喂过渡到亲喂。如果打算靠饿来纠正宝宝的吃奶方式，犹如让大人顿顿吃自己最讨厌的菜来纠正挑食，这种痛苦相信每个大人都能体会。对于宝宝来说，吃饱很重要，安全更重要，我们不能操之过急，可以把奶瓶作为一种过渡方式。试着耐心地增进母子感情、增加乳头接触次数、逐渐将奶粉减量，让减量有个适应的过程。在保证减量健康和规律充足喂养的前提下，可以根据宝宝的尿量、体重和精神状态逐步实现亲喂。

混合喂养后如何断掉配方奶

追奶越早越好，尤其是在半个月之内。三个月之后效果就明显降低了。当然，也有三个月时追奶成功的妈妈。混合喂养后要想改为全母乳喂养，那妈妈首先要增加自己的母乳产量和宝宝强有力的吸吮次数。建议妈妈每天哺乳不少于 8 次。妈妈最好做一个记录表，将每天的哺乳次数、喝配方奶量、宝宝大小便次数进行详细记录，这样才能做到心中有数。

追奶就是一场信心的较量

我出门诊时会常规询问每位妈妈的母乳喂养情况，下面这位妈妈见到我时说自己目前是混合喂养，很想实现纯母乳喂养，于是我对她进行了耐心的指导。不久后她告诉我已经成功实现了纯母乳喂养，我请她把自己的经历分享出来，帮助更多的新手妈妈，以下就是她的分享。

作为新手妈妈，产前并没有过多的了解母乳喂养的知识，而是听家里老一辈说生完自然就有奶了。理想很美好，但现实却狠狠打击了我。

刚刚生产完的那天，我并没有乳汁分泌，也没有及时让孩子吸吮，从而错过了"黄金开奶期"，所以宝宝出生后喝的第一口奶并不是母乳而是配方奶粉。后来坐月子期间，亲喂宝宝之后，宝宝还是有哭闹的现象，家人每次都说是奶水不足，宝宝没吃饱，所以每次亲喂之后都要用奶粉补喂，一开始补 30mL，后来慢慢变成 60mL、90mL、120mL……导致宝宝胃口越撑越大，母乳完全变成了零食。我喝了不少下奶的中药和偏方，但并没有什么用，我对母乳喂养越来越没有信心，想着只要宝宝别饿着，吃奶粉就吃奶粉吧，但一边又在自责，为什么别人都可以，而我不行？那段日子，我的心情

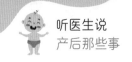
差到了极点。

直到产后 50 多天复查盆底肌时，遇到了韩大夫，无意中提起了母乳喂养的事情，看着忧心忡忡的我，韩大夫并没有简单地将这个话题一带而过，而是详细地告诉我如何判断孩子吃没吃饱，标准是什么，还给我找了大量母乳喂养的案例，最后鼓励我一定要有信心。听了韩大夫的话，我瞬间又有了纯母乳喂养的希望，但是宝宝添加了那么长时间的奶粉，母乳真的能够他吃吗？带着这个疑问，我决定先试一试。

转过天来，我立马着手调整，第一天，亲喂之后，我并没有不给宝宝喝奶粉，而是把补喂的量从 120mL 减少到 90mL。喂完之后，我观察宝宝的反应，他没有哭闹，白天小睡也很好，这是一个不错的开始。第二天，继续减少补喂量，宝宝有哭闹，但可以用其他方式安抚，原来宝宝并没有那么"贪吃"，我暗自窃喜。一直到第七天，尝试亲喂后不补喂，发现宝宝竟然也没有明显不适。就这样，我用一周时间实现了白天的母乳喂养，但由于从月子期间，宝宝晚上就可以睡整觉了，怕破坏孩子的睡眠规律，所以睡前的那一顿奶粉还是没敢给宝宝断掉，总怕因为自己母乳不足，宝宝睡不好。

就这样，我又与韩大夫进行了沟通，韩大夫欣喜于我的进步，同时告诉我不要给自己太大压力，现在这样的结果已经很好了，就在这时，韩大夫说了一句让我受益至今的话，"对于绝大多数妈妈来说，母乳是够孩子吃的，要对自己有信心"，就是这句话令我醍醐灌顶，更加坚定了我要实现纯母乳喂养的决心。就这样，我尝试着用吸奶器将奶吸出来，睡前那顿改为母乳瓶喂，没想到宝宝不但没有抗拒，而且还睡了一整晚，就这样，我终于实现了纯母乳喂养。

妈妈甘甜的乳汁，是孩子一生中最为珍贵的礼物。如果决定了母乳喂养，就勇敢地走下去吧，即使周围有再多质疑的声音，孩子也会坚定地站在你这一边，那口甘甜的乳汁，是他真正的渴望。

没能纯母乳喂养的妈妈也无须自责

经常会有妈妈因为没有做到纯母乳喂养而自责，眼含泪光控制不住的哭泣让我很心痛，每每遇到这些妈妈，我都想告诉她们，虽然给宝宝吃母乳好，但如果我们确实尽力了但没有实现这个美好愿望，也不要太为难自己，混合喂养甚至人工喂养也是可以的，只要宝宝健康成长就好。好好爱自己才能更好地爱宝宝，不要太焦虑自责，无论哪种喂养方式，都需要和宝宝建立亲密关系，爱是长久的陪伴，母乳喂养只是漫漫育儿路中的一小步。

乳汁过急怎么办

有的妈妈乳汁特别多、流速特别快，孩子呛到就不爱吃了。妈妈们这时不能太着急，需要一段时间来磨合。可以试着改变哺乳姿势，躺着喂流速可能会减慢一些；用剪刀手夹住乳头根部来控制流速；也可以在每次喂养前先挤出些奶，让乳房不那么充盈，这样孩子吮吸时乳汁就不会太急了。需要提醒的是，亲喂前不要挤得太多，也不要在两次哺乳的间隔期挤奶。因为妈妈从乳房挤出的乳汁越多，泌乳细胞就会产生越多的奶。

如何纠正大小奶

有些妈妈会和我说："娃只肯吃右边奶，左边奶不肯吃，现在左边奶已经极少了，怎么办？"。还有些妈妈问："大夫，我乳房一边大、一边小，乳汁一边多、一边少，怎么办呀？"

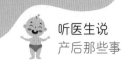
解决这个问题其实并不难，在宝宝饿的时候，先让他吃小的那一侧、少的那一侧，通过一段时间的纠正，两侧乳房慢慢就会达到平衡状态了。平衡之后一定要掌握正确的哺乳方法，就是一定要轮流哺乳，吃完一侧再吃另一侧。假如这次先吃左侧再吃右侧，那下一次就要先吃右侧再吃左侧，这样交替喂养，就不会再出现大小奶的情况了。

其实方法很简单，只是一定要有耐心，大乳房那侧用手法排奶排到不涨，并减少宝宝的吸吮次数；小乳房那侧则想办法增加吸吮次数以刺激乳汁分泌。

喂多少奶才合适

乳汁不足的妈妈大多会过快地添加奶粉，认为乳房不涨即是没有奶，不涨就不给宝宝吃。过度的排空以及过快地添加奶粉都会干扰宝宝和妈妈的配合，达不到供需平衡。那喂多少奶才合适呢？当然是供需平衡了。乳房和宝宝的关系，类似于宝宝是下订单的甲方，乳房是生产乳汁的乙方。过度排空，乳房会认为我的订单很多，我要加紧生产，乳汁于是越产越多；添加奶粉的宝宝对乳房的吸吮减少，乳房会认为订单减少了，产量就会降低，乳汁就会越来越少。所以在母乳喂养的时候需要依据宝宝的需要提供乳汁，中间无须刻意挤奶。

需要进行乳汁检测吗

妈妈的乳汁总是会受到一些质疑，"别人家的孩子那么胖，咱家的孩子怎么这么瘦，是不是奶不够吃？""孩子睡半个小时就醒，是不是奶不够吃？"孩子吃奶时听不到吞咽声，是不是奶不够吃？""奶这么稀，是不是没营养？"……有些新手妈妈实在受不了了，无奈地放弃了母乳喂养。经常听到有人将母乳描述为"清汤寡水"，这种说法很容易误导大家，让人误以为母乳没有营养。其实母乳的稀稠和营养没有关系，母乳也无须检测，乳汁中所含的营养是足够能满足 6 个月前孩子全部生长发育需要的。

可以用奶瓶喂母乳吗

有位妈妈和我探讨吸奶器和母乳亲喂的问题。她认为每个人的乳房不一样，耐痛程度也不同，早期亲喂时乳头疼痛感明显，无疑对刚刚经历了生产痛苦的宝妈来说更是雪上加霜，是否可以在奶水充足的情况下选择吸奶器吸奶后奶瓶喂养呢？我很理解这位妈妈的痛苦，这种情况大多是没有掌握正确的衔乳和哺乳姿势导致的。如果总是采用这种方式喂宝宝的话，乳房就缺少了强有力的吸吮刺激，容易导致乳汁减少。为了宝宝的长期口粮，妈妈应该学习如何正确衔乳和哺乳、如何预防乳头皲裂，这些知识可以很好地帮助妈妈慢慢实现无痛苦的亲喂。

奶能生气给气回去吗

有妈妈说自己一生气就把奶给气回去了。产后精神刺激对母乳的影响不容忽视，原来的精神刺激可能来源于重男轻女，现在的精神刺激大多来源于家庭矛盾。在产后这个特殊时期，产妇更需要家人的关爱、包容和理解。妈妈也要调整好自己的情绪，多换位思考、多理解包容，让自己的内心更强大，只有这样才有能力去照顾自己的小宝宝。如果原来奶水挺好的，只是因

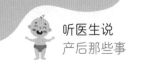
为一次生气而变少的话，可以通过调整情绪、增加吸吮次数等方法补救，过几天乳汁量就会恢复到原来了。

到底要不要排残奶

那断乳后会不会有乳汁留在乳腺内呢？答案是肯定的，当然有乳汁残留在乳管以及腺泡内。那断乳之后需要排空乳房内残留的乳汁吗？答案是否定的。断乳后残留在乳腺里的乳汁大多会被组织吸收。有吸吮就会有泌乳，如果用揉压乳腺的方式将乳汁排出，那么将会持续刺激乳腺泌乳。

虽然断乳后妈妈无须"排残奶"，但在国内某些商家的推动下这成了一件很"重要的事"，对"残奶"有顾虑的妈妈大有人在。这里我想提醒的是，妈妈们要相信科学，别被谣言所骗。如果希望对自己的乳房健康状况有所了解，可以在断乳几个月后去医院进行检查。

什么是"饿不过三"

曾有位陪女儿来复查的阿姨和我说她的三个孩子全是母乳喂养，当时她还讲了一个词，叫"饿不过三"，意思是孩子饿他三天一般都没事。相信听到这个观点，很多人会立刻脸色大变，这样饿孩子难道没有生命危险吗？

"饿不过三"里的"饿"不是彻底不给孩子吃，而是说刚出生的宝宝头几天胃容量很小，虽然早期分泌的初乳不多，但一般情况也能满足这个阶段孩子的需求量。通过宝宝的吸吮刺激，乳汁变得越来越多了，自然就够吃了。

新手妈妈大可不必担心头几天奶量少，初乳量少正好避免了一开始就发生供大于求的问题，给了妈妈和宝宝一个充分适应的机会。给宝宝频繁地哺乳（每天哺乳 8~10 次甚至更多），就能够让宝宝获得足够的初乳，同时还能在频繁哺乳过程中找到舒适的哺乳姿势，为后期乳汁供需平衡打下良好的基础。宝宝的觅食能力虽说是与生俱来的，但要协调好"吸吮 - 吞咽 - 呼吸"这一系列动作，还是需要学习和锻炼的。所以产后头几天，量少而黏稠的初乳正好给了宝宝学习的机会。

来月经后还能哺乳吗

产后恢复月经的时间因人而异，有人在产后一个月左右就恢复月经，也有人在产后一年左右才恢复月经。频繁吸吮会刺激下丘脑产生催乳素，进而抑制促性腺激素的分泌，抑制女性排卵，所以女性哺乳期间如果宝宝频繁吸吮则来月经较晚。

来月经后还能哺乳？有的人说月经是排出体内的污血，此时奶水会变得不干净，继续哺乳会影响孩子的健康，甚至有人认为"来月经后奶水就有毒了"。其实这些说法都是毫无科学依据的，即使来月经，乳汁的分泌量和成分并不会发生明显变化，对孩子的健康没有任何负面影响，所以即便恢复月经，妈妈依然可以放心地给孩子哺乳。

6 个月以后母乳就没营养了吗

有次听朋友说自己爱人 6 个月就断乳了，原因是全家人一致认为 6 个月后母乳已经没有营养了。这其实是一种误解，母乳的成分是随着宝宝成长而动态变化的，只是 6 个月后，由于宝宝成长发育的需要，对营养的需求增加

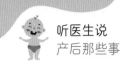
了，要通过添加辅食来满足。因此，宝宝 6 个月后提倡的喂养方式是母乳与辅食相结合，而不是改吃配方奶。

前奶和后奶的区别

一次哺乳过程中，早期产生的奶被称为前奶，它比较清淡，提供了大量的蛋白、乳糖及其他营养物，其中含有大量的水分，因而母乳喂养的婴儿一般来说不需要补充额外的水分，即便在炎热的夏天也不需要额外补水，否则会减少母乳的摄入。后奶是哺乳的后期产生的奶，呈奶白色，因其含较多的脂肪，可以为宝宝提供较多的能量，宝宝吃了长肉。正是由于前奶和后奶的差别，所以医生都会建议妈妈要排空乳房，让宝宝吃到前奶和后奶。当然，每一次喂奶或者挤奶的过程中，前奶和后奶是没有明确界限的。

哺乳前需要用消毒剂清洁乳头吗

有的妈妈认为乳头上有细菌，喂奶前总过度清洁乳头，恨不得用消毒剂消毒才觉得安心。事实上，过度清洁的乳头是宝宝健康成长的大敌，对宝宝的健康无益。来自母亲乳头上的细菌对于宝宝肠道菌群的建立至关重要，过度消毒会影响宝宝肠道菌群的建立。

宝宝出生后未开奶前是否需要喂葡萄糖水

以往，如果妈妈在新生儿出生后 6 小时未开奶，就要常规给新生儿喂葡萄糖水，目的是防止新生儿发生低血糖和脱水。其实大可不必这样做，新生儿的胃容量很小，最初几天少量的初乳完全能满足新生儿的生长发育需求，所以无须喂葡萄糖水。需要提醒的是，如果经过专业医生判断新生儿确实需要喂葡萄糖水，则应遵医嘱。

漏奶了怎么办

漏奶是母乳喂养过程中经常出现的情况，妈妈哺乳时，孩子没有吸吮的那侧乳房也会出现喷乳反射（婴儿的吸吮刺激到妈妈乳头周围的神经末梢，在几秒钟内就会有催产素从妈妈脑下垂体前叶释放出来，催产素使得乳晕周围的肌上皮细胞收缩，乳汁被挤到输乳管和输乳管窦中，朝乳头方向推送乳汁，这一过程被称为喷乳反射），所以会有一边喂一边流的现象。

面对这种情况，可以用小杯子接住另一侧的乳汁或者在另一侧乳房上垫个小毛巾。妈妈也可以用手捂着漏奶的一侧乳房，这样乳汁的喷射可能会因为受到挤压而减少，这样孩子就可以从容地吃完一侧再吃另一侧。

漏奶如果出现在公共场合是一件很尴尬的事情，此时妈妈可以找个安静的地方，清洁手指后挤出一点儿乳汁并按压乳头 1 ~ 2 分钟，当然出门的时候在内衣中戴防溢乳垫也是一个很好的选择。

开奶前喂养的危害

开奶前喂养使得婴儿的饥饿消失，对母乳的渴求自然会降低。婴儿对乳房的吸吮和刺激减少，乳汁分泌也会相应减少，妈妈更易发生乳房肿胀、乳汁不足等问题，削弱妈妈对母乳喂养的信心；同时，这种喂养方式还易造成

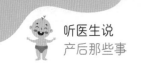

胎便排出延迟，并引发新生儿黄疸及过敏反应，如湿疹及哮喘等，增加婴儿患感染性疾病的危险，影响宝宝的生长发育。

产后前三天的初乳是非常少的，看不见不代表不存在，挤不出来不代表没有，看不到也不代表孩子吃不到。孩子的胃容量在前几天是很小的，需要的奶量也很少，这是多么默契而又神奇的匹配啊！

如果在这段时间因为认为妈妈没奶而给孩子使用奶瓶喂养，则很容易产生乳头混淆，那么后续宝宝大都会面临"母乳不够吃、混合喂养"的状况。

吃完母乳还能喝奶粉是不是意味着母乳不够吃

在母乳喂养过程中有一种假象——吃完母乳再喂奶粉，宝宝依然还能继续喝，但这并不代表母乳不够吃。即使乳汁分泌正常，仍然会出现喂奶后孩子哭闹的情况，大多是宝宝希望获得安抚，但家人往往以为是宝宝没吃饱、饿了。有些宝宝睡眠时间不长，半小时或一个小时就醒，有些宝宝的体重增长不如其他婴儿迅猛，这些都被怪罪到母乳不足上。如果妈妈迫于压力给宝宝喂了奶粉，长此以往反而会导致母乳真正分泌不足。所以只要宝宝的生长发育在正常范围内，就无须担心母乳不足的问题。

每次喂奶后都需要拍嗝吗

宝宝吃奶睡着了是不是就不用拍嗝了？当然不用了。假如你吃饱了正美美地睡觉，然后有人非把你拉起来拍嗝，你会不会生气？有一位妈妈告诉我，她的孩子喜欢躺着喝奶，喝饱就睡着了，从来不拍嗝，也从来没吐过奶。但有的妈妈每次都拍嗝，宝宝还是吐好久奶，所以这和宝宝自身发育是有关系的。吐奶一般常见于用奶瓶的宝宝。用奶瓶喝奶容易吸入较多空气，如果不拍嗝就很容易吐奶，而宝宝吃母乳时不容易吸进空气，所以如果喝完奶后宝宝已经睡了，就无须拍嗝。

母乳的颜色怎么变了

有一位产后三个月的妈妈告诉我，之前的母乳都是白色的，最近两天却变成黄色了。我说你是不是最近吃胡萝卜了，她乐着回答确实是吃胡萝卜了。典型的母乳颜色是白色的，平常母乳喂养的妈妈是不会太注意母乳颜色的，当某天需要把乳汁挤出来时，可能会发现乳汁颜色的变化。通常情况下，母乳的颜色和妈妈所吃的食物有关，一般这种情况不需要太担心。另外，不同阶段的乳汁颜色也会有区别，这也是正常的。

另外一位妈妈在产后第3天时拍了张乳汁中有血的照片发给我，我让她先观察。几天后她回复我说，没做任何处理乳汁里的血就消失了。如果乳汁呈现红色、咖啡色或黑色，可能是有血液进入了乳汁，最常见的原因是乳头破损。如果孩子的便便呈黑色或吐出的乳汁中有血，则一定要去医院检查。

宝宝多久能把母乳吃完

据报道，有效吸吮的最初4分钟可获得80%的乳量，10分钟几乎达到100%，但存在个体差异，一般而言每次哺乳的时间以6~20分钟为宜，应以吃饱为度。吃完奶之后，将宝宝放在床上时应先右侧卧位，确定不吐奶后可以改为左侧卧位或者平躺。睡觉时不要让孩子总是偏向某一侧。母乳喂养的时间不要太长，时间太长妈妈容易劳累，乳头也容易损伤。

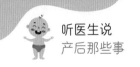
两次母乳喂养应该间隔多久

　　每位女性乳房里的腺体量不一样，所以产生的乳量也不一样。因此宝宝的吃奶时间与妈妈的乳房情况有关。有的宝宝吃完很快就饿了；有的宝宝吃一顿能管三小时，不要用一个明确的时间去作为标准衡量孩子是否应该吃奶的指标。另外，宝宝也有吃大小餐的情况，宝宝并不是每顿都吃一样多，如果这顿吃多了，那到下顿的间隔就长；这顿吃了少，间隔自然就短了。所以母乳应该按需喂养，无须纠结间隔时间的问题。

为什么说母乳应该按需喂养

　　吃奶粉的孩子才需要按时哺乳，而母乳喂养是不需要看时间的。那母乳喂养看什么呢？当然是看乳房的需求和宝宝的需求了。乳房的需求就是涨奶了，这就像是乳房发出的信号，通知妈妈该喂奶了；宝宝的需求当然就是他饿了，需要吃奶了。这样乳房供给和宝宝需求就达到了平衡状态，即产量 = 需求。如果妈妈感觉涨奶，或孩子睡眠时间超过三小时，就需要给孩子喂奶了，而不是机械地按时喂养。频繁的吸吮有利于乳汁的分泌，避免乳腺炎的发生。实际上三四个月后，宝宝会自然而然地慢慢形成自己的吃奶规律。

什么是最佳哺乳时机

　　通常认为最佳哺乳时机是安静警觉期，此时婴儿状态良好、动作协调，适于哺乳。妈妈需要了解婴儿饥饿的表现，如早期婴儿身体开始扭动、摆动手或者脚；将手放到嘴边或者开始啃手，然后会表现得有些烦躁；婴儿处于清醒状态，开始有间断性哭闹，到最后开始持续哭闹；皮肤颜色变红等。大部分情况下，新手父母可能将婴儿的哭泣作为哺乳的信号，但这是哺乳的最晚期信号。

如何判断乳房是否排空

喂奶后乳房会变得松软，说明乳房已经排空了。妈妈可以在宝宝很满足地吃饱一顿后，自己体会下乳房排空是什么感觉。还可以观察下吃奶时宝宝的喉咙，如果他只是吃而没有吞咽，则说明这侧乳房差不多排空了，要换另一侧了。

什么是强有力的吸吮

要想增加乳汁量，一定得靠宝宝强有力的吸吮。强有力的吸吮和乳房不断排空是保证泌乳的重要因素，宝宝饥饿时的吸吮才是强有力的，如果宝宝只是希望通过吸吮而寻求安慰，则无法起到促进泌乳的作用。

新生儿黄疸要不要停喂母乳

正常情况下，50%～60%的足月新生儿（80%早产儿）会在出生后2～3天（早产儿3～5天）出现生理性黄疸，4～5天达高峰，7～10天开始逐渐消退，最迟消退时间不超过2周（早产儿4周左右）。

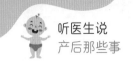
生理性黄疸一般与新生儿红细胞代谢快、肝脏尚不成熟等因素有关，并不需要采取特殊的处理，但越早、越频繁的母乳喂养是越有效的减轻黄疸的方法。新生儿出现生理性黄疸，妈妈可以继续母乳喂养，因为早吸吮、早开奶和按需哺乳可以有效刺激宝宝的肠蠕动，促使宝宝多排便，从而加速胆红素排出，这对于减轻黄疸非常有利。

如果宝宝在出生后黄疸表现为出现时间早（24小时内就出现）、持续时间长、程度特别重、进展特别快、黄疸退而复现，这样的黄疸称之为病理性黄疸。

黄疸有时为新生儿败血症的唯一表现，常表现为生理性黄疸消退延迟、黄疸迅速加深或退而复现，甚至伴有体温不稳（升高或降低）、少吃、少哭、少动（精神食欲欠佳）、大小便颜色异常等，这都需要引起重视。

对于早期新生儿（出生1周内的新生儿），血脑屏障差，胆红素水平高、黄疸程度重，则容易损害神经系统，早期表现为肌张力降低、嗜睡、尖声哭、吸吮差，而后出现肌张力增高、角弓反张、激惹、发热、惊厥，严重者可死亡。对于晚期新生儿，要注意黄疸持续不退的问题，积极寻找原因。

母乳性黄疸需要停母乳吗

关于母乳性黄疸，现在的观点是吃母乳排黄疸，而不是轻易地停母乳。如果是计划通过停母乳以判断是否为母乳性黄疸，可以让宝宝暂时吃配方奶，妈妈在这个阶段可以用吸奶器将母乳吸出并妥善保存，这样一方面可以对乳房进行持续刺激，另一方面保存的母乳可以在之后需要的时候喂给孩子。

母乳性腹泻怎么办

导致宝宝腹泻的原因很多，千万不能把"母乳喂养的宝宝发生的腹泻"，简单地理解为"母乳喂养导致宝宝腹泻"。全母乳喂养宝宝通常排黄色稀软便，这是正常现象，不用紧张。有的宝宝放屁都能带点儿便便出来，也是很正常的。

随着宝宝慢慢长大，大便性状也会发生变化，中间有段时间甚至不拉便便，俗称"攒肚子"。其实不管宝宝是"腹泻"还是"攒肚子"，只要宝宝没有不舒服的表现，生长发育也都正常，那就不必太担心，只要做好臀部的护理即可。当然，如果家长确实不放心，也可以把宝宝排出的大便放在一个干净的容器里去医院化验。

上班之后母乳量会减少吗

很多妈妈有一种感觉，上班之后母乳量会减少。这主要是和妈妈没有及时把乳汁吸出来有关系。乳房里剩余的乳汁多了，再生成乳汁的速度自然就会下降，乳汁总量也在减少，所以最简单的解决办法就是勤吸乳汁。假如妈妈希望增加些乳量，可以在上班的时候增加吸奶的频率，或是晚上亲自喂养，上班后妈妈和宝宝相处的时间比较有限，要争取机会跟宝宝多相处，尽可能地让宝宝多吸母乳，只有这样才能增加乳量。

世界卫生组织推荐纯母乳喂养6个月之后添加辅食，持续母乳喂养至两岁或以上。外出工作往往是妈妈过早断乳的因素，除了吸奶和储奶外，也可以通过适当减少工作时间、选择弹性工作时间、把婴儿带到工作单位，或在工作单位附近租房等办法以方便哺乳。

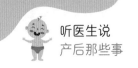
妈妈要上班了，宝宝不认奶瓶怎么办

每个宝宝性格不一样，个体差异很大。有的宝宝很好喂养，奶嘴、乳头可以随意切换；有的宝宝就只认一个。已经习惯了乳头的孩子，改用奶瓶的早期会比较困难，需要耐心地尝试。

首先，不要等宝宝特别饿时再喂他。提前把母乳挤出来放在奶瓶里，趁孩子高兴时让他试着喝一喝。每天坚持尝试一下，让他逐步接受。其次，分散他的注意力，如让宝宝看着电视里的精彩画面，趁他不注意迅速把乳头换成奶嘴。另外，妈妈不在家时，家人可以将妈妈贴身穿过的衣服披在胸前，让宝宝闻着熟悉的味道喝奶。也可以尝试用勺子、杯子喂，或者把奶嘴取下来当开口杯喂，大一些的孩子可以用吸管杯。

厌奶期宝宝不爱吃奶怎么办

很多妈妈会发现一个现象，本来吃奶很好的宝宝不知道为什么就变得突然不爱吃奶了。这意味着宝宝已经提早达到了预期的体重增长目标，如果再长就会超重了，所以这实际是一种自我保护，不用太担心。

宝宝吃得少，妈妈又想维持奶量，可以采用排乳的方式继续刺激乳汁分泌。但我不太建议这么做，因为乳汁的分泌量和宝宝的需求量达到平衡才是最完美的状态。宝宝现在不想吃那么多，那么奶量就该随之减少；啥时候宝宝想吃了，随着吸吮的重新增加，奶量自然又会多起来。从另一个角度说，如果宝宝需求减少了，而乳汁依旧分泌很多，那会导致供远大于求，过多乳汁的存留会导致炎症和脓肿的发生。所以妈妈不用太紧张，吃奶量是由宝宝掌控的，他是一个非常厉害的"小吃货"！

催奶汤的服用时间

当孩子呱呱坠地，长辈们早已准备好了各种营养丰富的补汤，鲫鱼汤、猪蹄汤、排骨汤……"多喝汤有营养，能让身体早些康复""多喝汤才能早下奶，奶才能多"，这些话语充满着长辈对于新手妈妈和宝宝关爱，但其实产后是不宜过早催乳。产后头三天应先观察奶水的情况，以决定需不需要催奶。要是奶本来就多，再催奶就容易得乳腺炎。由于产后初期消化功能比较弱，进食过多油腻、不易消化的食物还容易导致产妇腹泻。所以，进食、催奶这些事不能操之过急。

新手妈妈适宜在分娩一周后逐渐增加食量，以适应婴儿进食量的渐增。即使在一周后也不可无限制地喝汤，正确做法是以不引起乳房胀痛为原则。奶水是孩子吃出来的，而不是妈妈吃出来的，更不是依赖催奶汤催出来的。宝宝都是天生的"催奶师"，他强有力的吸吮和不断排空乳房才是最有效的催奶神器。当然，有些妈妈确实下奶慢或初乳少，可以辅助一些催奶汤。

宝宝咬乳头应该怎么办

孩子在出牙后，会在哺乳时咬妈妈的乳头，这时可以捏捏他的鼻子，他自然就松开乳头了。遇到这种情况妈妈应该保持淡定，别突然大叫或发脾气，孩子会被吓到的。

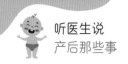
需要暂停母乳喂养的指征

暂停母乳喂养的指征，主要包括母亲处于传染病急性期，或者患有严重器官功能障碍性疾病、严重的产后心理障碍和精神疾病，婴儿患有乳糖不耐受症等不宜进行母乳喂养的疾病。另外还有母亲酗酒，暴怒，服用对婴儿有影响的特殊药物。

炎热的夏天需不需要给宝宝额外喂水

即使是在炎热的夏天，也不需要给宝宝额外喂水。母乳中的主要成分是水，乳汁中的水分完全能满足孩子 6 个月前的水分需求。喂水虽然能使饥饿感得到满足，但会影响乳汁分泌。在宝宝开始添加辅食后，可以在餐后喝几口水清洁口腔，保护宝宝的牙齿。另外，喂给宝宝的水应该是温度适合且干净的白开水。

乳量与遗传、乳房大小有关系吗

有的妈妈说："我妈就没奶喂我，是不是我也没奶啊？"每个女人都是天生的"奶牛"，奶量与遗传是没有关系的。还有的妈妈说："我乳房小，是不是产奶少呢？"奶量与乳房的大小也没有关系。强而有力的吮吸和不断排空乳房是保证乳汁源源不断的根本。

乳房由腺体、输乳管、纤维组织和脂肪四部分组成。乳房的大小主要取决于脂肪的多少；脂肪多，则胸大，脂肪少，则胸小。乳汁的多少与构成乳房的脂肪没有关系，当然就跟乳房大小没关系了。乳汁的多少取决于乳房腺体的发育程度和乳汁分泌速度，以及输乳管的通畅程度。不管乳房大小如何，女性乳房腺体和输乳管的数量是差不多的。只要早开奶、早吸吮、早接触、频繁哺乳，小乳房照样可以满足喂养需求。

如何纠正乳头内陷

乳头内陷或扁平的妈妈依然可以母乳喂养。也许刚开始会遇到孩子衔乳困难的问题，但只要孩子能张大嘴衔住乳晕，乳汁一样能被吸吮出来。因为真正被吸吮的是乳晕而不是乳头，久而久之，乳头也就被吸出来了。然而，倘若一旦吸吮次数减少，那被吸出来的乳头有可能又会缩回去。在宝宝出生后的初期，如果乳头内陷严重，导致宝宝衔乳困难，短期内可以使用乳头保护罩来帮助哺乳。

应该采用什么姿势哺乳

常见的哺乳姿势包括摇篮式、侧卧式、橄榄球式和交叉式。有些妈妈喜欢坐着喂奶，有些则喜欢躺着喂，那什么姿势更好呢？其实没有所谓更好的哺乳姿势，只要在喂养过程中妈妈和宝宝都感到舒适就可以。如果非要说哪个姿势更好的话，那可能会更推荐侧卧式，毕竟随着孩子越来越重，妈妈久坐喂奶容易导致脖子痛、手腕痛、腰痛。

不论采用哪种哺乳姿势，都需要注意，宝宝应该和妈妈胸贴胸、腹贴腹，宝宝的下颌贴着妈妈的乳房、鼻尖对着妈妈的乳头，身体成一条直线。妈妈手呈 C 字形托起乳房，让宝宝衔住大部分乳晕，如果担心宝宝吐奶，可

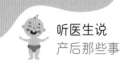
以在宝宝的面部垫一块小毛巾。

应该如何正确衔乳

正确衔乳是成功哺乳的关键。错误的衔乳方式会导致乳房疼痛、奶量不足、乳汁淤积等。学会正确的衔乳，才能从根本上解决上述问题。哺乳时，应该让宝宝轻抬头、张大嘴、主动含乳，这是宝宝天生就会的本领，不需要妈妈将乳头塞进宝宝的嘴里。应该让宝宝随着天性去自己找乳、自己衔乳，而妈妈的任务就是支持和鼓励宝宝。这有利于妈妈发现宝宝最喜欢的哺乳姿势。哺乳是由宝宝主导的，妈妈轻托乳房刺激宝宝的上唇（也可是鼻尖或人中）就可以引发宝宝自主寻乳。

乳房疼痛是哺乳期妈妈普遍存在的问题，往往是由多种原因引起的。哺乳早期，乳房疼痛的原因之一是乳头皲裂，主要是哺乳姿势不当导致的。例如没有做到让宝宝"深含乳"，深含乳是指宝宝要含住乳头、乳晕和乳晕下的组织。妈妈的乳晕有大有小，不应该以含住全部或大部分乳晕作为评判标准，正确的衔乳是下面的乳晕比上面的乳晕含到的多。不论妈妈采取哪种哺乳姿势，都要让宝宝的头、脊椎和臀部保持在一条直线上，避免宝宝扭头含乳造成"浅含乳"，从而引发乳头皲裂、泌乳不足等问题。

哺乳前妈妈需要做哪些准备

在哺乳前，妈妈要让身体放松下来。如果妈妈坐在沙发上，就要把腰背部、肩颈部、肘下等受力点全部垫好，以免这些部位长时间负重引起疼痛。在双肩松弛的状态下，再把宝宝抱过来。可以采取半躺的哺乳姿势，这种姿势可以使宝宝和妈妈的皮肤贴得更紧，宝宝借助重力作用将乳房含得更深，利于妈妈与宝宝的交流互动，同时还能解放妈妈的双手做其他事情。

如何挤奶

挤奶的方式主要有三种，即用手挤奶、用电动吸奶器或手动吸奶器吸奶。妈妈可以根据个人喜好、挤奶需要的时间来选择。电动吸奶器比手动吸奶器更高效，可以在挤奶时腾出双手做其他事情，喂奶工作两不误。

所有的妈妈都应该学会用手挤奶，一方面学会用手挤奶就不需要把吸奶器时刻带在身边，另一方面用手挤奶增加了皮肤接触，有利于刺激产奶。当熟练掌握用手挤奶的技巧后，妈妈就会变得得心应手。

用手挤奶 用温水洗干净双手。从乳房上方向乳头方向轻抚按摩，让整个乳房都被按摩到，轻柔的按摩可以刺激泌乳反射。拇指、示指在距乳头根部2cm处向胸壁方向一压一放，手指对捏，同时按压，注意不要挤压乳头。挤奶时，手指围着乳晕移动，有节奏地重复轻捏并往里按压，从所有的乳管中挤出乳汁，手指不要滑开，也不要掐到皮肤。停止出奶后，手指应该围绕乳头再次挤压，这样可以帮助挤出更多乳汁。

用吸奶器吸奶 把吸奶器放到乳头上，吸奶器就会模仿宝宝的吸吮动作吸奶。手动吸奶器携带方便，价格便宜，电动吸奶器则更加省时省力。如果需要长期吸奶，可以考虑使用双边电动吸奶器。

双胞胎也能纯母乳喂养吗

研究证实，单胎妈妈每天泌乳 800～1 500mL，双胎妈妈每天泌乳约

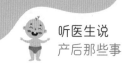
2 500mL，因此只要吸吮次数足够，双胎妈妈也是完全有能力母乳喂养两个孩子的。临床上我就遇到过双胎母乳喂养成功的妈妈，她们面对的最大问题是疲劳，因为一个宝宝接着一个宝宝哺乳，没有人可以替代，妈妈一直处于疲惫状态，辛苦何止两倍。有次我出门诊，有位双胎妈妈疲惫地说："我虽然是全母乳喂养，但是喂了老大喂老二，感觉一天 24 小时都在喂奶，真的是太累了！"所以我遇到双胞胎妈妈，都会推荐她们采用橄榄球式哺乳，这样可以同时给两个宝宝哺乳，能极大地提高哺乳效率，让妈妈拥有更多的休息时间。

为什么宝宝出生早期吃奶听不到"咕嘟咕嘟"声

有妈妈说，每当我喂奶时，家人就在我旁边听，如果没听到"咕嘟咕嘟"就说我奶量不足，几句话下来我就变得不自信了，不相信自己能够实现纯母乳喂养。其实，早期初乳量较少，宝宝的吸吮力量也较小，这时我们几乎听不到"咕嘟咕嘟"的吞咽声。随着乳量增加和宝宝吸吮力增强，慢慢就能听到宝宝大口大口的吞咽声了。

中耳炎和躺着喂母乳有关系吗

有位妈妈说她最近总是感到腰酸背痛，于是我建议她尽量躺在床上喂奶，毕竟宝宝越来越重了，总抱着妈妈确实吃不消。这位妈妈却说躺在床上喂奶宝宝容易得中耳炎，所以她一直不敢躺着喂。事实上，喝配方奶的宝宝确实会因为躺着喝奶而更容易得中耳炎，但母乳喂养却可以降低宝宝得中耳炎的概率。原因主要有两个，首先母乳本身就有轻微的抑菌作用；其次母乳喂养时宝宝是主动吸吮，乳汁不会像奶瓶喂养那样倾入孩子嘴里。

得了急性乳腺炎应该怎么办

急性乳腺炎的症状包括患侧乳房红肿热痛，伴有硬结等，通常会伴有发热，多见于乳汁过多和产后催乳不当。频繁而有效地排出乳汁是治疗的关键。急性乳腺炎的治疗原则是解除积乳状况，将有细菌的乳汁尽量排出。在早期呈蜂窝织炎表现而未形成脓肿之前，改善积乳状况和配合使用抗生素可获得良好效果。急性乳腺炎的主要致病菌为金黄色葡萄球菌，可经验性应用抗生素，如头孢类抗生素（通常情况下服用头孢类抗生素的妈妈是可以继续哺乳的）。如果伴有乳房疼痛，必要时可服用哺乳期对宝宝没有影响的镇痛药，如对乙酰氨基酚或布洛芬，服用这些药物时仍然可以继续哺乳。

得了乳腺炎，妈妈千万别着急停母乳。停止哺乳不仅影响婴儿喂养，还增加了乳汁淤积的机会。应该继续用患侧乳房哺乳，以促进乳汁的通畅排出。若感染严重或形成脓肿，则要尽快去医院就诊。

如何避免急性乳腺炎的发生

补充喂养要有适应证 避免给 6 个月以内的宝宝喂食婴儿配方奶粉，水或流质、半流质食物。宝宝的饥饿感得到了满足，自然就会减少母乳的摄入，这样容易导致乳汁淤积而形成急性乳腺炎。每次喂奶时，两个乳房要让宝宝轮流吸吮，这是由于宝宝饥饿时吮吸力更强一些，轮流吸吮可以让两侧乳房产奶量相当。

避免乳头皲裂 新手妈妈容易发生乳头皲裂或持续的乳头疼痛，通常是

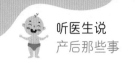
宝宝衔乳不当造成的。衔乳不当时，不仅宝宝吸吮费力、乳汁易淤积，乳头还易破溃出血，久而久之容易进展为乳腺炎。所以，确保正确衔乳是预防乳头皲裂的关键环节。

晚上不要偷懒　很多急性乳腺炎是妈妈晚上没有及时哺乳造成的。有些妈妈奶水特别多，晚上宝宝睡着了或者不吃了，妈妈又困得不行，于是没有及时吸奶，早上一觉醒来乳房胀痛，甚至出现发热。这里提醒各位妈妈，如果晚上感觉乳房胀痛不适而宝宝此时又不需要哺乳，可以挤出少量乳汁以缓解不适（不要挤太多，没不舒服就可以了，因为挤出来的奶量大于孩子喝的奶量时，就可能会分泌更多的奶。）

喝汤需谨慎　如果奶量已经供需平衡了，就没必要喝汤催奶了。催不好的话就催成乳腺炎了。很多妈妈跟我说起过，家人会为她们准备各种汤，鲫鱼汤、猪蹄汤、排骨汤……不管啥汤都是好汤，全喝了才有营养、才有奶。这种做法在大多数情况下会好心办坏事，不是把妈妈养胖，就是养出了乳腺炎。

产后不宜过早催奶，催奶要根据妈妈的奶量决定。如果妈妈奶量充足，就不应该盲目喝汤了，无限制地喝汤往往适得其反。正确的做法是以喝汤后不引起乳房胀痛为原则。另外，产后妈妈消化功能比较弱，过度喝汤会导致腹泻。

乳房很娇嫩，小心呵护避免外伤　有些妈妈在帮宝宝换尿布时被宝宝一脚就踢在乳房上，进而引发乳腺炎。像这种会导致乳房外伤的情形很多，如穿紧身内衣、坐车时安全带勒得太紧等。乳房很娇嫩，尤其是还在哺乳的乳房，妈妈平时一定要多加小心，好好保护乳房哦。

按摩了两天，乳房上的硬块居然没了

有一天，一位之前来检查的妈妈特意跑来告诉我："大夫，您之前教我的办法真是太好用了，我乳房上的硬块两天就没了，太感谢您了！"

这位妈妈两天前得了乳腺炎，左侧乳房有个硬块，倒是不太严重，也没有发热。于是我让她先回家频繁有效地排乳汁、变换哺乳姿势哺乳；然后在宝宝吃奶时，手指抹上食用油或无毒的润滑剂 / 润肤乳，从乳房的外围向乳头方向按摩（乳腺管是呈放射状排列的），尤其是从有硬块处向乳头方向轻轻按摩，同时让宝宝的鼻子或下巴对着有硬块的方向吸奶；最后喂完奶再挤一挤，让乳汁充分排出。照这个法子按摩了两天后，这位妈妈乳房上的硬块就消失了。

如何预防乳头皲裂

哺乳时，让孩子尽可能地将乳头和乳晕都含到嘴里，等宝宝吃完后可以压一下宝宝的下颌或自己的乳房，让乳头慢慢从宝宝口中脱出。还可以挤出一些乳汁涂在乳头上起到保护作用。

同时，哺乳姿势要正确。宝宝的胸贴着妈妈的胸、宝宝的腹贴着妈妈的腹、宝宝的下颌贴着妈妈的乳房、宝宝的鼻尖对着妈妈的乳头，保持宝宝身体呈一条直线。只要做到了哺乳姿势正确，再加上合适的哺乳次数，一般不会导致乳头皲裂。

乳头皲裂严重者，应停止哺乳，挤出或用吸奶器吸出乳汁，等乳头愈合后再哺乳。需要强调的是，大多情况下乳头皲裂可以涂抹乳汁或者羊脂膏，如果需要涂抹药物，则应该提前咨询医生。

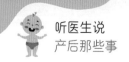
如何安全回奶

有些妈妈想回奶，又比较心急，感觉喝麦芽水不管用，于是经人推荐使用雌激素或溴隐亭。其实，目前比较推荐的安全的回奶方法有：①麦芽60~90g，水煎当茶饮，每日一剂，连服3~5日；②芒硝250g分装在两纱布袋内，敷于两乳房外，芒硝变湿硬时更换。

其实，民间有很多不科学的回奶方法，比如妈妈躲起来，宝宝看不见就慢慢不想吃母乳了、给乳头贴上创可贴、在乳头上抹辣椒水或黄连水、在乳房上涂红药水……这些都是不可取的。

如果条件允许，母乳喂养到自然断乳当然是最好的选择。有些妈妈发现孩子添加辅食后突然自己就不吃母乳了，妈妈本人还很失落，因为她认为被孩子需要的感觉很美、很幸福。

有些宝宝离乳困难，其实不是宝宝离不开母乳，而是离不开妈妈啊！断乳时，要多和宝宝沟通交流，多陪伴他，如和他一起玩、讲故事、做手工等。宝宝会发现，原来除了喝奶，还有很多有趣的方法和妈妈建立亲密联系呢，这样的话他对乳房的需求就会慢慢变少了，妈妈也会逐渐自然回奶了。

盆底功能障碍性疾病的治疗

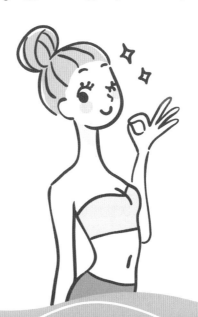

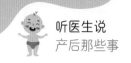
什么是盆底功能障碍

盆底功能障碍是指盆底支持结构缺陷、损伤及功能障碍造成的疾患。主要是压力性尿失禁、盆腔器官脱垂和女性性功能障碍。

用通俗易懂的话讲，大腿根以上、肚脐以下的部位属于盆底。女性盆底是由肌肉、筋膜、韧带及神经、血管构成的复杂的支持系统，它们互相作用和支持，好比一张吊床，承托并保持子宫、膀胱和直肠等盆腔脏器，使它们处于正常位置。盆底康复治疗，就是对盆底肌肉、筋膜、韧带的康复治疗。

盆底是女性身体的薄弱之处，需要特别细心的呵护。所以产后要时刻关爱盆底，像抬重物、背重物、长时间下蹲、增加腹压的动作需要尽量避免。

产后什么时间进行盆底功能筛查

研究表明，在盆底功能障碍性疾病的发病早期，首先出现的是盆底肌细胞的电生理改变，进一步发展后会出现尿失禁、盆底器官脱垂等临床症状。因此，通过盆底电生理检查可以明确盆底肌肉的电生理活动变化，可在早期有效地预防盆底功能障碍性疾病的发生。

分娩42天后，在没有阴道流血、侧切伤口恢复良好、无不适的情况下，产妇要常规进行一次盆底功能筛查。如果筛查结果有异常，提示产后的盆底肌肉有电生理改变，则表明可能在今后会出现盆底功能障碍的问题，因此要及时采取康复治疗措施，做到早诊断、早干预、早治疗，这样不仅可以有效恢复盆底肌肉的张力和弹性，也能提前预防盆底功能障碍性疾病的发生，提高女性产后的生活质量。

为什么要做盆底康复治疗

曾经有一位漏尿的二胎妈妈在做治疗时很有感触地劝诫其他妈妈，产后一定要做盆底康复治疗。由于她生老大时没有重视盆底康复，在怀二胎的孕期就开始漏尿了，很是痛苦。一些中老年女性出现盆底功能障碍，很可能是几十年前分娩损伤引发的。

女性的妊娠、分娩不可避免地会对盆底肌造成不同程度的损伤。如果产后不及时恢复，就会埋下隐患，引发盆底功能障碍性疾病。

盆底康复治疗的最佳时间

产后三个月内是盆底康复治疗的最佳时间。若产后 42 天检查无异常、阴道无出血，即可去医院进行盆底功能筛查。一旦发现盆底方面的问题，则应该及时进行康复治疗并配合康复运动锻炼。

产后 42 天至产后 6 个月是盆底组织及肌肉恢复的关键时期，因此最佳的康复治疗时间是产后半年内，最好不超过一年。在产后 6 个月至产后一年，还应重视盆底康复治疗的效果巩固。

错过了盆底康复治疗的最佳时间应该怎么办

有些妈妈错过了产后盆底康复治疗的最佳时间，为此懊悔不已。在这里可以明确地告诉大家，即使错过了最佳康复期，也是可以做盆底康复的。

并不是说盆底康复只能在产后三个月内进行才有效，而是指在这个时期

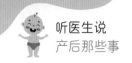
干预可以使盆底损伤更快恢复。大部分妈妈在产后做盆底功能筛查时并没有不适，只是筛查结果显示有电生理学的改变，如果这种情况未得到重视，没有及时进行康复治疗，部分人会在产后不同时间段出现压力性尿失禁，这就意味着当初错过了最佳治疗时机，从而导致疾病的发生。这时需要做的是立即进行检查，并在医生的指导下进行盆底康复治疗，行动起来，一切还不晚。

产后盆底康复治疗的方法

盆底康复主要作用是调整和锻炼盆底肌功能，改善症状。产后盆底康复措施包括盆底康复宣教、手法辅助训练、盆底肌锻炼、盆底肌肉康复器（阴道哑铃）辅助训练、生物反馈治疗、电刺激治疗。其中电刺激＋生物反馈治疗是目前国际上最认可的治疗方式。这种治疗方式在国外已经应用了几十年，早已证明了它是安全有效的。

盆底康复治疗需要多久时间

医生会根据患者的具体情况，制订不同的盆底康复治疗方案。产后无明显症状者，一般进行一个疗程（10 次）的治疗，每次治疗 30 分钟，每周 2 次，同时在家用盆底肌肉康复器进行家庭锻炼，以巩固效果。如果能练习到最重的哑铃不掉落，则表明盆底肌力大致恢复到了 5 级。

产后有子宫脱垂、尿失禁等症状严重者，一个疗程可治疗 15 次，根据产后复查情况必要时在产后 3 个月后进行第二个疗程的治疗。

盆底康复治疗几次能有效果

治疗效果视患者的疾病类型、严重程度、配合程度、对电刺激的敏感性、依从性等而定。研究发现，至少坚持 5 次盆底康复治疗，漏尿程度较治疗前就会出现明显改善。

哪些情况不能做盆底康复治疗

不适合进行盆底康复治疗的情况包括：月经期（月经干净后 2 ~ 3 天即可开始做治疗）、有生殖道急性炎症、盆腔手术后未满 3 个月、治疗前妇科检查发生异常。盆底康复治疗的禁忌证包括：痴呆、癫痫、妊娠、安装心脏起搏器者、部分癌症患者。

阴道炎患者在用药期间可以做盆底康复治疗吗

阴道炎患者在治疗期间是不建议做盆底康复治疗的，应待阴道炎治愈停药后方可进行治疗。

在治疗过程中阴道分泌物增多是怎么回事

阴道分泌物增多是由于电刺激促进局部血液循环导致的。血液循环加速会使阴道黏膜的渗出物增加，若无颜色和气味的改变、未出现外阴瘙痒等情况，则可以继续进行治疗。

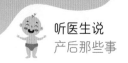

子宫肌瘤患者可以进行盆底康复治疗吗

子宫肌瘤患者能不能做盆底康复治疗，目前并没有权威的科研数据给出准确结论。医生会根据患者的具体情况作出是否治疗的建议。如果患者的尿失禁、子宫脱垂等盆底症状比较严重，而肌瘤较小且未达手术适应证，在患者知情同意的情况下可给予治疗，但在治疗期间应重视其随访。如子宫肌瘤已符合手术适应证，则建议手术治疗后再择期进行盆底康复治疗。

多囊卵巢综合征患者可以进行盆底康复治疗吗

多囊卵巢综合征患者是可以进行盆底康复治疗的。多囊卵巢综合征是常见的妇科内分泌疾病，但并非盆底康复治疗的禁忌证，盆底康复治疗并不会影响多囊卵巢综合征的疾病进程，患者应积极治疗并定期随访。

盆底康复治疗的注意事项

在治疗前，首先要明确是否存在不宜治疗的情况或禁忌证，其次是要在治疗时积极配合医生，坚持进行家庭盆底康复锻炼（阴道哑铃）。如果没时间练习阴道哑铃，也要尽量坚持做凯格尔训练，避免负重、便秘等增加腹压的动作，并合理安排饮食、生活作息。

特别提醒：凯格尔训练应是一种终身锻炼，必须长期坚持。

盆底康复治疗期间可以过性生活吗

可以过性生活，但不建议过于频繁。需要提醒的是，要注意避孕，部分产妇在治疗期间妊娠而不得不终止治疗。

哪些情况可以做盆底康复治疗

1. 产后 42 天女性，恶露已经排净。

2. 各种类型的尿失禁，如压力性、膀胱不稳定性、混合性。

3. 盆腔脏器脱垂，如轻中度子宫脱垂、膀胱脱垂、直肠脱垂、阴道前后壁膨出。

4. 阴道异常，如阴道松弛、阴道痉挛。

5. 性生活不满意，如性交疼痛、无性高潮、性欲下降。

6. 外阴上皮非瘤样病变（外阴白斑）。

7. 子宫内膜薄。

8. 泌尿生殖系统修补术后辅助康复治疗。

9. 慢性盆腔疼痛。

10. 肌肉痉挛或萎缩引起血供障碍或神经损伤引起的疼痛等。

盆底康复治疗的电流强度多大为好

每个人的耐受程度不同，能承受的电流强度不同，神经敏感性也不同，

所以盆底康复治疗的电流强度以女性感觉比较舒适为宜。电流强度不宜过大，一般是女性感觉麻酥酥的，如同蚂蚁爬的感觉，也就是"蚁走感"，以不感觉到疼痛为宜。

把治疗探头放在阴道里会不会触电

阴道治疗探头的主要作用是采集盆底肌的肌电信号、传导电刺激，从而让盆底肌被唤醒、被动收缩。它的电刺激强度、频率及脉宽都是在人体安全范围内。医护人员都会严格按照设备说明书进行调节，不会引起触电。

电刺激的电流强度越大越好吗

当然不是！电刺激的强度要根据患者的耐受程度进行调节。强度太大，会增加刺痛感，有感觉神经受损、肌肉酸痛、灼伤等风险。

为什么电刺激的时候阴道左右两侧的感觉不同

在盆底训练中，两侧电刺激感觉不对称是正常情况。因为盆底软组织、神经或肌肉的损伤程度不同，两侧感觉神经末梢也是非对称分布的，所以感受到的电刺激也是不同的，有时会出现一边刺激弱、一边刺激强或是一边有刺激、一边无刺激的情况，这都是正常的。

剖宫产分娩需要进行盆底康复治疗吗

不论女性是顺产还是剖宫产，产后都可能需要进行盆底康复治疗。因为怀孕时，随着胎儿越来越大，盆底会受到越来越多的压迫，有的妈妈在孕期就已经出现漏尿的情况。分娩后，随着胎儿的娩出，部分韧带松弛，"吊床"的弹性变差，无法将器官固定在正常位置，从而出现功能障碍，如大小便失禁、脏器脱垂等。所以，女性无论是顺产还是剖宫产，产后都需要进行盆底功能筛查。对于筛查中存在异常的女性，应该进行盆底康复治疗。

凯格尔训练

凯格尔训练有很多版本，最常用的就是盆底肌肉（肛提肌）锻炼。以下是对此版本的详细介绍。

目的　加强盆底肌肉，改善尿道、肛门括约肌的功能。

适应证　轻至重度尿失禁，子宫、膀胱、直肠脱垂，术前、术后的辅助治疗、改善性生活质量，产后盆底肌康复。

方法　做缩紧肛门、阴道的动作，每次收缩不少于 3 秒后放松，连续做 10～15 分钟，每日进行 2～3 次或每日做 150～200 下；6～8 周为一个疗程，4～6 周后患者的症状可有改善，锻炼 3 个月会有明显效果。

凯格尔训练成功的第一步，是发现和找到盆底肌。盆底肌是环绕在阴道和肛门周围的肌肉群。如果不是很确定，可以在小便时尝试憋住尿液来寻找；感受下能让尿流中止的肌肉，它们就是你要寻找的盆底肌。平常练习可以采用模拟憋住小便的动作。

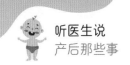

什么是阴道哑铃

盆底肌肉康复器，又称阴道哑铃。5 个哑铃球的重量从轻到重不等，尾部有一根细线，方便从阴道取出。每个人盆底肌力量不同，可选择适合的哑铃重量，练到最重的哑铃不从阴道滑落，即代表盆底肌肉功能基本恢复。

练习阴道哑铃有哪些好处

1. 练习阴道哑铃能够帮助患者找到正确的盆底肌。

2. 5 个哑铃的重量从轻到重不等，能够帮助患者了解肌力恢复情况。

3. 每天练习 15 分钟阴道哑铃，能让阴道更加紧致有力，提高性生活质量。

阴道哑铃的使用方法

用洗手液或沐浴露对哑铃进行清洗。首先选择一个合适的阴道哑铃，即放入哑铃后，收缩阴道肌肉并站立，哑铃不会滑落出来，且女性可以自然地讲话，那么这个哑铃就是合适的。

女性取仰卧位或蹲位，将阴道哑铃大头一端朝前放入阴道内大约一个指头的深度，尾部的绳留在阴道外便于取出。如果放入困难，可以外涂专用的润滑膏。

在站立练习时，不要夹着阴道哑铃不动，而是要做收缩、放松的动作。如果阴道哑铃在行走锻炼时并未从阴道内滑落，则可以通过下列方式提升训练难度：下蹲、上下楼梯、搬重物等。每天或隔天训练一次，每次训练15～20分钟。

哑铃的使用是由轻到重的。如果训练后能轻松地控制并完成所有动作（如下蹲、上下楼梯、搬重物、咳嗽等），也就是说能带着它活动自如，说明肌力较前有所提升，可以更换重一号的哑铃进行训练。

女性采取仰卧或下蹲位，轻轻用手拉阴道外的哑铃绳，将哑铃轻柔地取出。取出后，将哑铃清洗干净，晾干后备用。

阴道哑铃的适用范围与注意事项

适用范围　阴道哑铃作为协助盆底康复治疗的家庭治疗手段，一般用于：①不能来院治疗的患者；②巩固盆底康复治疗效果、避免复发的患者；③不会进行会阴收缩的患者，以指导其进行正确部位的训练；④治疗效果的评估。

注意事项　①使用前不能用碘伏、酒精、滚烫的开水浸泡，以免哑铃被损坏；②放置时，不能放置过深，以免无法正确锻炼盆底肌；③训练结束后，不要过度用力牵拉哑铃绳取出哑铃，取出动作要轻柔。

压力性尿失禁

什么是压力性尿失禁　压力性尿失禁指患者在腹压升高（咳嗽、喷嚏或跑步）时，尿液从尿道口不自主流出。全球女性人群中23%～45%存在不同程度的尿失禁，压力性尿失禁在所有尿失禁中高达50%，其次为混合性尿失禁和急迫性尿失禁。在中国，成年女性尿失禁的患病率高达18.9%，其中

以 50 ~ 59 岁患病率最高。压力性尿失禁严重影响到患者的生活质量，不但容易引起泌尿生殖道感染，还易导致抑郁、焦虑及社交恐惧等一系列社会心理问题，被称为"社交癌症"。

压力性尿失禁的病因有哪些　90% 解剖型压力性尿失禁是由盆底组织松弛引起的（妊娠阴道分娩损伤，绝经后雌激素水平降低）。80% 的此类型患者会伴有阴道前壁膨出。10% 尿道内括约肌障碍型压力性尿失禁为先天发育异常所致。

临床工作中发现太瘦或太胖都容易发生漏尿。所以做好体重管理，是维护盆底健康的重要工作之一。通常女性腰围越大，盆底功能障碍的风险就越高。因此，患有尿失禁的肥胖女性在减肥后尿失禁的症状可获得明显改善。

压力性尿失禁的分级

Ⅰ级：只有发生在剧烈压力下，如咳嗽、打喷嚏或慢跑。

Ⅱ级：发生在中度压力下，如快速运动或上下楼梯。

Ⅲ级：发生在轻度压力下，如站立时，但患者在仰卧位时可控制尿液。

压力性尿失禁的非手术治疗方式

压力性尿失禁的非手术治疗方式有：①减轻体重，避免腹压增加的活动，治疗便秘等慢性腹压增高的疾病；②盆底肌肉凯格尔训练；③盆底电刺激；④药物治疗。非手术治疗方式适用于轻度和中度压力性尿失禁、手术前后的辅助治疗。30% ~ 60% 的非手术治疗方式能改善症状，并治愈轻度压力性尿失禁。

压力性尿失禁的手术治疗方式

1. 耻骨后膀胱尿道悬吊术。
2. 阴道无张力尿道中段悬吊带术。

电刺激治疗压力性尿失禁需要几个疗程

如果患者对电刺激敏感，一般治疗 5 次就可以见效。但是患者有个体差异，同时疾病也有轻重之分，疗程应根据患者具体情况制订并随时调整。建议每次治疗间隔 1～2 天，每周治疗 2 次，最多 3 次，每个疗程 10 次。

盆腔器官脱垂

什么是盆腔器官脱垂　盆腔器官脱垂是指盆腔器官脱出于阴道内或阴道外。2001 年美国国立卫生研究院提出：盆腔器官脱垂指任何阴道节段的前缘达到或超过处女膜缘外 1cm 以上。

什么是阴道前后壁膨出　阴道前壁脱垂即阴道前壁膨出，阴道后壁膨出又称直肠膨出。在临床工作中，阴道前壁膨出比较常见，大多伴有漏尿，发现阴道前壁膨出后要及时予以治疗，以免发展为子宫脱垂。

什么是子宫脱垂　子宫脱垂是指子宫从正常位置沿阴道下降，宫颈外口达坐骨棘水平以下，甚至子宫全部脱出于阴道口以外。

子宫脱垂的病因

妊娠、分娩 特别是产钳或胎吸的难产，盆腔筋膜、韧带和肌肉可能因过度牵拉，其支撑力量被削弱。产后过早参加体力劳动，特别是重体力劳动，将影响盆底组织张力的恢复而发生盆腔器官脱垂。

衰老 随着年龄的增长，特别是绝经后，支持结构的萎缩在盆底松弛的发生和发展中也具有重要作用。

腹压增加 慢性咳嗽、腹型肥胖、持续负重或便秘，造成腹压增加，从而导致脱垂。

如何早期发现产后子宫脱垂

产后 42 天检查很重要，早期的子宫脱垂大多能够在产后 42 天检查时发现。早期的子宫脱垂没有明显症状，通过早期干预，消除病因，运用盆底康复治疗，结合中医药和针灸治疗，加之平日坚持凯格尔训练都能很好地预防产后子宫脱垂。

要引以为戒的产后子宫脱垂原因

1. 生育巨大儿。
2. 急产。
3. 产后跳绳减肥。

4. 产后长时间站立。

5. 产后长期穿腹带。

6. 孕期巨大子宫肌瘤。

7. 长期便秘。

8. 遗传因素。

9. 两个宝宝出生间隔时间过短。

如何治疗子宫脱垂

子宫脱垂的治疗，包括非手术疗法和手术疗法两种。

非手术疗法是盆腔器官脱垂的一线治疗方法，对于所有盆腔器官脱垂患者都应该作为首选，包括应用子宫托、盆底康复治疗、针灸和中医药治疗。子宫脱垂严重者则应采用手术治疗。

女性性功能障碍的治疗

女性性功能障碍是指某些因素致使女性个体不能参与或不能很好地参与她所期望的性关系，包括性欲障碍、性唤起障碍、性交障碍和性高潮障碍等。由于诊断标准不统一和客观评判标准不及男性，女性性功能障碍发生率的报道差异较大，国外报道女性性功能障碍的总发生率约 40%，围绝经期和绝经后女性的发生率可超过 50%，但造成心理痛苦者仅有 10% 左右。国内资料不多，一项对于 540 名 23 ~ 55 岁健康女性的调查发现，性生活不满意

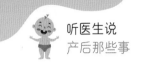
占 55.5%，性高潮困难占 39.7%，性交频率每月少于两次占 31.75%。

针对性功能障碍的治疗包括心理治疗、一般治疗、药物治疗、原发病治疗和行为疗法，必须充分考虑女性性反应的复杂性和主观感受，而不是单纯依据客观的生理指标。

1. 心理治疗　在全面掌握病情特点和确定性功能障碍类型的基础上综合分析，准确判断患者性心理障碍的类型和程度，结合其个性特征、文化、宗教背景等制订有针对性的治疗方案，鼓励性伙伴同时接受心理治疗。

2. 一般治疗　包括提供有关性的基本知识和技巧，鼓励阅读介绍性知识的专业书籍，纠正由于社会误导而形成的对性的曲解，建议性生活时双方相互沟通，改变性交姿势、性生活时间及地点，尝试性幻想，使用背景音乐、视频，推荐使用润滑剂等。

3. 药物治疗　需要在医生的指导下用药。

4. 原发病治疗　许多女性性功能障碍是由各种器质性疾病引起，积极治疗原发病有助于消除性功能障碍。

5. 行为疗法　常用的方法有性感集中训练、自我刺激训练、盆底肌肉锻炼和脱敏疗法。盆底肌肉锻炼可以训练患者交替收缩和舒张盆底肌肉，以提高盆底肌的张力和性交时阴道感觉的敏感性。

有研究表明盆底肌电刺激联合生物反馈训练有助于缓解阴道润滑困难、性唤起困难、性高潮障碍等症状，配合心理疏导和手法辅助，可以减轻性交痛症状，提高患者的性生活质量。适应证如下。

1. 阴道松弛、性交痛的女性，性高潮少或没有性高潮的女性。

2. 因慢性盆腔炎而影响性生活的女性。

3. 因阴道炎反复发作而影响性生活的女性。

4. 因盆腔性神经受到损伤而影响性生活的女性。

什么是腹直肌分离

腹直肌分离是指双侧腹直肌从腹白线位置分别向两侧分离，且分离距离 > 2cm。

自我检查腹直肌分离程度。

1. 仰面平躺，膝盖弯曲。

2. 把右手放在腹部，掌心向下，手指指向耻骨位置，手在肚脐位置上（这个部位一般是分离最宽的位置）。

3. 吸气，然后呼气，同时头和肩轻轻抬离地面，好像做仰卧起坐一样。注意是头部离地，肩部要贴紧地面。

4. 尝试坐起时，能够触摸到腹肌聚拢。如果存在腹直肌分离，就应该能够感觉到。如果腹部脂肪太多则不容易触摸到。

腹直肌分离后体现为体型臃肿，"大肚腩""游泳圈"，使产后妈妈失去自信。除了影响体型美观，腹直肌分离程度越大，腹部肌肉越弱，对躯干的承托力越小，后背部肌肉的负担越重，容易出现腰背痛，进一步限制活动、哺乳等日常行为。极少数严重患者需要手术治疗。

产后 4 个月还像怀孕 4 个月怎么办

孕期由于腹壁弹性纤维断裂，腹直肌会出现不同程度的分离，使腹壁松弛。腹壁的紧张度通常在产后 6 ~ 8 周才能恢复。加强营养及产后运动，腹壁张力可恢复至接近未孕状态。有好多妈妈说产后 4 个月去买衣服，别人还误以为是怀孕 4 个月。产后腹部增大有两种情况，一种是产妇本身比较胖，孕期体重增重过多、胎儿过大，从而导致腹壁松弛；另一种则是由于腹直肌

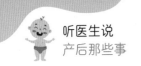
分离。

随着时代的进步，人们越来越关注自身健康，产后腹部形体的恢复也越来越受年轻妈妈的关注，神经肌肉刺激治疗仪中的电刺激疗法是目前临床上应用较多的方法，其简单有效、依从度高，能改善产后腹直肌分离的情况，有助于腹部塑形。

腹部塑形治疗有用吗

腹部塑形治疗是使用低频电流刺激运动神经，兴奋肌肉，引起肌肉收缩，加强能量代谢，促进脂肪分解；刺激空肠肌肉收缩可以加快肠排空并减少脂肪吸收。一般 1 个疗程 10 次，多可见效，腹部变得紧致。

腹直肌分离的治疗方法

自主训练治疗　患者每日在家进行站姿收腹、跪姿伸腿、仰卧抬腿、仰卧蹬腿等康复运动，每次 15 ~ 20 分钟，每日 2 ~ 3 次。

电刺激治疗　是将电极片分别贴在腹部两侧对应的腹内外斜肌、腹横肌、腹直肌等位置，选择腹直肌治疗方案，采用不同频率、不同脉宽的仿生物电流进行腹部肌肉电刺激，每天进行 1 次，每次 30 分钟，10 次为一个疗程。一般产妇做完 10 次即 1 个疗程的电刺激治疗后就能感受到症状改善。

不建议在月子期间进行腹直肌分离的治疗。产后 42 天后如果发现腹直肌分离大于 2cm，可以在盆底康复治疗的同时进行针对腹直肌分离的治疗。以盆底肌力达到 3 级以上进行腹直肌分离治疗为好。

耻骨联合分离

耻骨联合分离指的是在外力影响下，骨盆前方两侧耻骨纤维软骨联合处发生移位，耻骨联合距离增宽，上下可发生错移，下肢抬举困难，属于软组织损伤性疾病，临床又称为耻骨联合错缝。正常情况下，耻骨联合间隙为4~6mm，孕期随着激素水平的变化，耻骨联合间隙增宽，当间隙超过10mm时即出现耻骨联合分离。

耻骨联合分离的病因有哪些

孕期　妊娠期女性体内会分泌松弛素，松弛骨盆纤维软骨，增宽耻骨联合间隙，从而出现耻骨联合处和两侧骶髂关节的分离。妊娠期间体重增加，也会加重骨盆底的负担，使耻骨联合分离。

产后　①顺产时产妇大腿长时间的过分外展；②胎儿相对较大，第二产程延长，胎儿长时间压迫骨盆环；③较大的外力作用，如阴道助产（胎头吸引术或产钳助产等）；④个别产妇耻骨联合构造相对薄弱。

由于上述因素，致使产妇的骨盆环周围组织充血、水肿及韧带拉伤，出现相应的功能障碍及疼痛。

耻骨联合分离产妇有哪些症状

产后耻骨联合分离导致耻骨联合疼痛，产妇的表现为腹部和大腿根部疼痛，久坐或睡觉翻身时疼痛，常伴发腰骶部疼痛。由于翻身疼痛、行走困难，对产妇身心健康均会造成严重影响。

耻骨联合分离的孕期注意事项

①控制饮食和胎儿体重，降低巨大儿的发生率；②孕期要常做伸展大腿的运动，以增加肌肉与韧带的张力和柔韧性；③避免长时间站立，休息时以侧卧为主；④避免孕期常提重物及参加重体力劳动；⑤不要睡软床或者坐太软的沙发。

耻骨联合分离产妇的产后注意事项

①用骨盆束缚弹力带进行骨盆制动，注意将弹力带调节至合理的松紧度。②让产妇睡硬板床，以侧卧位休息为主，经常协助产妇或指导产妇翻身。在床上移动时要保持腿部、臀部在同一水平，缓慢移动；坐立时在腰部垫腰枕；睡觉时则在两腿间放置小枕。③在饮食上以高蛋白、高钙食物为主。④产妇避免下蹲、负重行走，腰部、下肢运动幅度不宜过大。

如何治疗耻骨联合分离

随着妊娠结束、孕期激素作用的消失，胎儿对骨盆环的压迫解除，骨盆环周围充血水肿逐渐消退，大部分妈妈耻骨联合分离的症状在产后会好转，少部分妈妈的症状依然存在，通过充分休息和时间的推移，产后42天时耻骨联合分离的症状多已明显缓解，大部分症状会在6个月内缓解。因此，目前耻骨联合分离的治疗方式较为统一，以非手术治疗为主。

对于产后出现耻骨联合分离的产妇，可以在医生指导下进行治疗。临床治疗方法包括：物理固定、按摩康复治疗和功能性电刺激治疗等。低频电刺激可以减轻耻骨联合软组织损伤引起的疼痛，加速软组织损伤的修复。

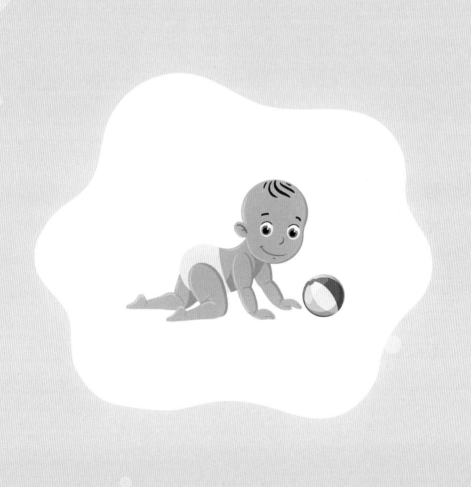

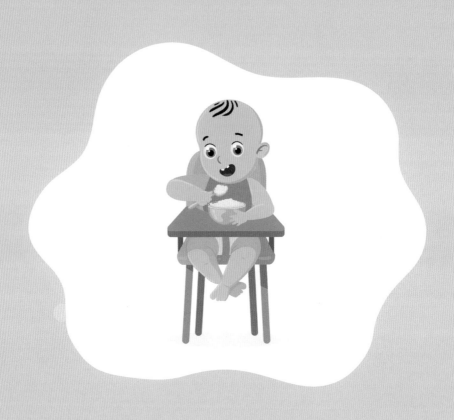